MES SECRETS POUR GARDER LA LIGNE... SANS RÉGIME

JULIE ANDRIEU

# MES SECRETS POUR GARDER LA LIGNE... SANS RÉGIME

ROBERT LAFFONT

ISBN 978-2-221-10719-5

*À une exceptionnelle mère-pas-très-cuisinière*

# Les astuces d'une gourmande pour manger en paix

« Comment faites-vous pour rester mince ? » Quelle chance de s'entendre encore régulièrement poser cette question ! Elle me plonge pourtant, chaque fois, dans le même embarras. En vain, je cherche le slogan, la formule magique censée résumer ce paradoxe : je mange sans complexes ni privations, j'en fais même profession, et pourtant je ne grossis pas.

Le milieu de la gastronomie est sans doute le seul où la minceur représente un handicap. Lorsqu'il m'arrive de partager un repas avec un journaliste, je sens son regard sur chacune de mes bouchées. Il faut en avoir le cœur net : Est-elle anorexique ? boulimique ? A-t-elle pour habitude de se faire vomir après les repas ou traque-t-elle au contraire maladivement la calorie ? Il doit y avoir un secret. Courbée sous le poids de ces a priori, je me suis parfois surprise à manger plus que l'appétit ne me le dictait, simplement pour éteindre les soupçons. Peut-être ces regards ont-ils été le fruit de mon imagination ? Une chose est certaine : la récurrence de cette question traduit une préoccupation croissante de notre société, et mon expérience me permet peut-être d'y apporter une réponse rationnelle et constructive...

Parce qu'il n'y a pas de formule miracle, il n'y a pas de réponse en une phrase. Non, je ne fais pas partie de ces irritants chanceux qui peuvent manger n'importe quoi sans prendre un gramme. Moi aussi j'ai lutté contre les kilos. Deux ou trois d'abord, qui sont vite devenus neuf ou dix. Mon poids augmentait au même rythme que ma préoccupation de celui-ci.

## *Mère rebelle*

J'ai reçu beaucoup d'amour et très peu de recettes de cuisine. Ma mère n'a jamais appris à cuisiner. Sa vie était ailleurs. Elle est de ces femmes conquérantes, engagées, en rébellion contre une société cloisonnée qui ne leur laissait pas le choix de la demi-mesure. Scolarisée chez les sœurs pendant la guerre, alors fille de parents divorcés, il lui a fallu très vite se tanner une carapace. Elle ne voulait pas ressembler à sa mère ou à sa grand-mère, dépendantes d'un père, d'un mari ou d'un statut social. Sartre était dans tous les esprits, insufflant la suprématie de l'autodétermination. Elle serait ce qu'elle ferait. Je suis fière de ses conquêtes et je me garde bien de lui reprocher d'avoir sacrifié la transmission culinaire sur l'autel de l'indépendance. Elle m'a transmis ce qui, à mes yeux, est bien plus précieux : son courage, son franc-parler, sa loyauté, son assiduité au travail, son savoir-aimer.

Maîtriser l'art du bœuf bourguignon n'était franchement pas sa préoccupation. Elle n'avait aucun complexe à remplir notre congélateur de plats surgelés ni à commander des pizzas dès que ce fut possible. Dans les années 1980, l'américanisation de la nourriture n'était pas encore diabolisée, et les fourneaux encore considérés comme un joug menaçant la liberté des femmes actives. Bien que la santé de sa fille unique ait toujours compté plus que tout au monde, elle ne pouvait imaginer que la nourriture devienne source de problème. C'était oublier que l'époque avait changé depuis sa propre adolescence. L'industrialisation ayant fait exploser l'offre alimentaire, la nourriture n'était plus seulement le « carburant » vital d'autrefois mais un produit de consommation à part entière, un instrument de plaisir tentateur et compensatoire, habilement mis en valeur par la publicité.

J'ai été, comme nombre d'enfants, longtemps réfractaire aux légumes et autres aliments bienfaisants que je jugeais insipides. Si l'attention de ma mère et sa bienveillance l'avaient naturellement amenée à me donner des « bases » pour me nourrir sainement, son esprit libéral lui dictait de me laisser en user comme bon me semblait. Au sortir de l'enfance, j'ai vite été libérée de l'obligation de repas structurés, dans leurs horaires comme dans leur ordonnance.

## *Ma petite madeleine à moi : préemballée 40 jours DLC*

Rebutée par la rigueur de la pension, alternée avec celle, non moins contraignante, des repas de famille bourgeoise, ma mère rompait volontiers le modèle. Nous dînions le plus souvent d'un gigantesque et unique plat de pâtes arrosé de sauce tomate Spaghetto (impossible d'oublier cette bouteille dodue) et d'emmental râpé. Ce festin, dont je me réjouissais tant, était disposé sur une table roulante que nous faisions glisser ensemble vers le salon, jusque devant la télé. J'ai toujours en mémoire le plaisir que j'avais à plonger ma main dans le sachet pour y prélever de grosses poignées de ce fromage dont j'appréciais la texture élastique.

Je ne crois pas me souvenir que le goût ait jamais été réellement une valeur chez nous. Bien que nous n'ayons jamais connu le manque, la première vertu de la nourriture était de nous permettre de manger à notre faim. La seconde était la rapidité de préparation. Le temps passé à préparer un repas était plus ou moins du temps perdu. Indéniablement, la complicité si forte qui nous unissait ne s'exprimait pas dans l'art du mijotage.

Le troisième attribut essentiel du repas était la nouveauté. Les samedis matin étaient consacrés à l'approvisionnement au supermarché. Je me souviens que nous mettions dans notre gigantesque caddie les produits qui nous paraissaient avant tout les plus rigolos et les plus « modernes ». J'ai ainsi découvert successivement les steaks hachés surgelés, les carrés de poisson panés à la tomate surgelés, les plats « cuisine légère » de Findus, le Tang en poudre et son délicieux goût d'orange chimique, les Toastinette, les Cracotte, la margarine (avec laquelle je confectionnais des truffes en la mêlant à du Banania !) et d'autres encore à jamais inscrits par ma mémoire.

Ces saveurs sont celles de mon enfance et, tout compte fait, elles ne sont pas moins douces à l'esprit qu'une tranche de gâteau roulé de grand-mère. Ma madeleine à moi était préemballée, 40 jours DLC. Cette liberté alimentaire m'était enviée par mes copines, qui faisaient les pieds au mur pour venir dormir à la maison.

## *Déesses sous pochettes plastique*

À l'adolescence, cet affranchissement des convenances devait pourtant se transformer en une incapacité à réguler mon rapport à la nourriture. Celle-ci s'infiltrait dans tous les moments de mon existence ; elle devenait une sorte de médicament universel. Pendant ce temps, ma mère luttait avec pragmatisme contre ce qu'elle assimilait à une phase de gourmandise passagère, suggérant les régimes et surveillant les écarts. Moi qui ne m'étais jamais privée jusque-là, je ne pouvais plus avaler le moindre gâteau sec sans un étrange sentiment de culpabilité.

Nullement indifférente au modèle véhiculé par les magazines, mes idoles s'appelaient Elle Mac Pherson, Stephanie Seymour, Christie Turlington, Renée Simonseen... Elles s'affichaient sur les murs de ma chambre, se glissaient dans des pochettes plastifiées. Les pyramides de *Elle* s'élevaient à une vitesse pharaonique. Certes, les idoles ont toujours eu les faveurs de la jeunesse, et le culte du corps remonte à la Grèce antique. En cela, mes copines et moi, nous ne témoignions d'aucune déviance. Une seule différence pouvait annoncer l'autoflagellation alimentaire à laquelle une bonne partie d'entre nous allait succomber : ces femmes étaient nos modèles pour une seule et unique raison, leur irréprochable plastique. D'autre talent, aucun. D'idées, point. Du moins en apparence. Elles en avaient assurément car, pour en avoir fréquenté quelques-unes par la suite, je sais que leur carrière est rarement le fruit du hasard. Reste que leur image masque tous leurs autres mérites.

Je n'ai jamais souhaité « faire mannequin ». Le miroir aux alouettes m'apparaissait trop clairement et l'idée de me donner en spectacle m'était proprement insupportable. Ça ne s'invente pas, avec une maman comédienne ! Pourtant, ces femmes me faisaient rêver. Elles étaient, à n'en pas douter, aussi modèles que *models*. Est-ce là, comme le supposent les analystes de tout poil, l'origine d'un rapport compulsif avec la nourriture, d'un mal de paraître ? L'omniprésence médiatique de ces déesses a probablement contribué à déséquilibrer la déjà fragile cohabitation que je tentais de maintenir avec mon propre corps.

### *Joliement ronde*

Qui de *Elle*, de ma mère ou de mes copines, m'a fait entrer dans le pays merveilleux des régimes ? Très vite le régime a sonné pour moi comme une cloche d'école. Promettant la libération de ces rondeurs que je jugeais indignes. Je me souviens encore de ces seins enflés, portés comme une croix, de ces fesses larges, inlassablement dissimulées derrière un gilet ou un pull noué aux hanches. Je me souviens de ce crétin qui m'avait dit devant ma bande de copains que j'avais de « gros bras ». Bien loin de l'obésité, probablement même « *joliement* » ronde, je jugeais pourtant sévèrement ces formes opulentes qui m'éloignaient de l'enfance.

Pour tâcher de m'en débarrasser au plus vite, je m'astreignais à des régimes aux allures de remèdes miracles. Ce fut d'abord les semainiers photocopiés par les copines, sur lesquels les aliments s'affichaient au gramme près (Mayo, Scarsdale, Atkins, Montignac, j'écris ton nom...). À ceux-là ont succédé les poudres prédosées au goût de chocolat allusif, les bouteilles de bio light avalées le nez bouché, les barquettes surgelées « cuisine légère » aussi roboratives qu'un amuse-bouche. Bien sûr, ces expédients appelaient un complément de traitement : le soutien des magazines « spécial maigrir ». Quasi messianiques, fleurissant comme autant de cerisiers quand l'angoisse du maillot commençait à poindre, ils infusaient l'espace de quelques jours l'espoir de sortir de l'infernale spirale. La petite fille légère et gaie que j'étais se laissait doucement ensevelir sous l'avalanche calorique : paquets de chips cachés dans des boîtes à chaussures, pots de Nutella vidés avec le doigt, sacs de pains au chocolat en promo avalés tout net sur le chemin du lycée.

Mes codes alimentaires étaient d'une confusion extrême, la nourriture n'était plus synonyme que de péril, de tentation, de disgrâce. J'avais écumé tous les régimes du moment, reprenant, bien entendu, les kilos éliminés dès leur arrêt, avec quelques autres, en bonus. Jusqu'à cette visite de routine, à l'aube de mes vingt ans, chez un médecin qui me dit fermement qu'il fallait que je me secoue parce que j'étais « sur la mauvaise pente » (celle des soixante-dix kilos, atteints depuis quelques mois). Je me souviens de cette souffrance, de cette perte de temps, d'énergie et d'amour. La solution ? « Un petit régime, mademoiselle. » Rien de méchant pourtant, sans doute une hygiène alimentaire à peu près semblable à mon alimentation naturelle d'aujourd'hui. Mais depuis quand le filet de poisson blanc remplace-t-il un petit copain ? Comment faire de la purée de brocolis un lien social ? La pomme procure-t-elle vraiment le même frisson que le Crunch ?

Du tout *junk food*, je suis donc passée au tout végétal, fière d'avoir retenu le message que les légumes verts et les fruits sont l'unique passeport pour la minceur. En minimisant les nourritures qui m'apparaissaient comme les plus « denses » (viandes, œufs ou fromages) au profit d'aliments légers, riches en eau, je pensais instinctivement réussir à tromper la faim et à « purger » mon corps de ses rondeurs superflues. C'était sans compter les carences et les déséquilibres consécutifs à ces privations. Le temps me permet aujourd'hui de constater que, si je « déboulais » au début, les effets secondaires de cette alimentation que je croyais allégée étaient franchement néfastes : fatigue, déficits d'attention ou de mémoire, chute de cheveux, perte des règles, fringales incompressibles et finalement dérèglement alimentaire et boulimie. Je ne me suis rien épargné.

## *La thérapie du pigeon petits pois*

Henri, c'est le nom du psychanalyste qui a réussi à me mettre sur la piste d'une alimentation normalisée (équilibrée est encore un trop grand mot pour cette époque de convalescence). La grande particularité de ma relation avec mon analyste est que je n'ai jamais vu son visage. « Chez Henri » était l'enseigne du restaurant où le premier homme de ma vie m'entraîna. Je me souviens de ce moment comme d'une révélation. Non que ce fût mon premier repas dans un bistrot mais j'y ai découvert la joie d'élaborer un menu, de partager un plat, d'échanger des impressions. Mon premier amoureux posait un regard salutaire sur l'adolescente « mal dégrossie » que je pensais être. Attendri, attiré, curieux, il aimait ce corps que je cachais et ne pouvait comprendre les punitions à répétition auxquelles je le soumettais.

La rencontre de celui qui affectionnait les bons petits plats, qui cuisinait avec gaieté de savoureux pigeons aux petits pois, celui qui, chaque jour, « descendait au bistrot » pour déjeuner et n'envisageait pas un repas sans un verre de vin et une serviette en tissu fut à l'origine d'une révélation : je n'avais plus envie de me priver. Ces rondeurs que je voyais comme des tares étaient perçues par l'homme que j'aimais comme des atouts, des charmes. Cela m'a permis si ce n'est de les accepter, en tout cas de commencer à les oublier. Instinctivement, je savais qu'il me fallait m'aimer pour conforter son amour et suivre le rythme de sa vie pour me sentir mieux.

Cet appétit de sensations que l'on appelle gourmandise n'était donc pas seulement source de débordements et de culpabilité. Il pouvait être plaisir, voire vertu. Ce n'est pas la lecture des magazines féminins, ni même les conseils d'un nutritionniste qui m'ont fait perdre les kilos qui m'obsédaient depuis la puberté. Essentiellement psychologique (n'est-ce pas toujours le cas ?), ma prise de poids n'a pu trouver son issue que dans un rapport humain. Il a fallu qu'un homme me regarde, me touche, m'aime telle que j'étais, pour que je cesse d'être obsédée par ces maudites rondeurs.

Entraînée dans ce que je croyais être des lieux de perdition : les bistrots, les marchés, les cuisines, je m'engageais dans une communion douce et sensuelle, étonnamment décomplexée. Accoudée sur le marbre des tables, je découvrais avec lui le plaisir d'un légume croquant, d'une gorgée de vin, d'une viande confite dans une sauce bien réduite. La tolérance de ce que j'avais toujours fui : un estomac plein. Je commençais à comprendre la plénitude, l'apaisement, la sérénité de cette sensation jusque-là symbole d'excès et de laisser-aller. En m'aidant à accepter ce que je percevais comme un « poids » il m'en libérait involontairement.

Ce premier pas dans l'acceptation de soi eut l'effet d'une libération. Ne comptabilisant plus les calories, ne craignant plus les repas complets, ne bannissant plus le pain ni les féculents, je faisais voler en éclats le processus de diabolisation de la nourriture dans lequel je m'étais enfermée. Conséquence logique bien qu'inattendue : l'alimentation étant moins source de fantasme, je m'installais progressivement dans une alimentation normalisée. À moi les salades de foies de volaille, les terrines de campagne, les bavettes et les plateaux de fromages. Plus je m'accordais ces « permissions », moins je ressentais l'envie de me remplir, de combler le vide qui me rongeait.

Le Rubicon de la frustration franchi, je pouvais m'inscrire

dans le camp des jouisseurs sans craindre la fréquentation des cuisines. En un sensuel basculement, je changeais de véhicule. De la haine, je passais à l'amour, de l'envie, je passais à l'alliance. Je humais, sur la pointe des pieds, l'atmosphère animée des marchés, j'apprenais à toucher, à questionner, à sentir. Je ne découvrais pas le plaisir de manger, dans lequel j'étais engluée depuis plusieurs années et qui s'était substitué à tout autre, mais j'apprenais à l'assumer, à savourer, sentir, comprendre, doser, partager, écouter... Je mangeais avec « les autres » et non plus à côté d'eux.

Je me figure souvent cette évolution par l'image de mon buste pivotant d'un quart de tour pour se détourner de la télévision et faire face à de « vrais gens ». On parle souvent de l'adolescence comme du moment où l'on sort de sa coquille. Moi je suis sortie d'un sachet de chips, d'un tube de Springles, d'un paquet de Granola... La machine était en marche, nous pouvions descendre au bistrot !

Apprendre le plaisir de manger fut comme la découverte d'une langue étrangère. Il me fallait ensuite réussir à en maîtriser les effets, les nuances et les atouts. La découverte de la cuisine et, par là, d'un mode de vie traditionnel fit très vite de moi une passionnée de gastronomie.

## *Premiers pas en terrine inconnue*

La cuisine, justement : elle s'est imposée sans aucune réflexion préalable. Pas de meilleur chemin pour reproduire et amplifier le plaisir subtil que j'avais à savourer. C'est une collègue de bureau qui a déclenché chez moi le goût de la cuisine. Employée d'une agence immobilière, je m'ennuyais ferme et cherchais tous les prétextes pour me distraire. En entendant cette collègue, qui se disait piètre cuisinière, se vanter de réussir à coup sûr « sa » terrine de foies de volaille, je voulus m'y mettre aussitôt. La terrine de foies de volaille était pour mon amoureux une sorte de valeur étalon de l'univers bistrotier ; il lui arrivait de demander dès la réservation si la terrine était « du jour », question à laquelle ceux qui connaissaient son expertise répondaient sans tricher tant ils craignaient les représailles. Une photocopie de la recette – de Michel Guérard – en main, je suis rentrée à la maison dans le même état d'excitation que si j'avais mis la main sur le Saint-Graal. Je brûlais de m'y frotter. Je ne sais pas s'il est possible d'imaginer les réactions d'une jeune femme de vingt et un ans cuisinant pour la première fois. J'étais vierge de repères. Aucune image à reproduire, aucun geste atavique. Rien qu'une vertigineuse ignorance, proportionnelle à mon inconscience. Mais c'était décidé, moi aussi j'allais réussir « ma » terrine de foies de volaille !

La première évoquait une semelle compensée. Malgré son volume, elle était aussi peu savoureuse que moelleuse. À la fin de la cuisson, j'avais pris soin de jeter consciencieusement tout le gras remonté à la surface. Une bouchée a suffi à me faire comprendre qu'une bonne terrine, c'est gras. Pas découragée pour deux sous, je tentais une nouvelle version, pas moins empirique mais nettement plus convaincante selon l'intéressé. Puis est arrivé ce dîner où j'ai servi pour la première fois l'objet de mes études. L'une de nos proches, à mes yeux parangon d'élégance et d'accomplissement professionnel, fut stupéfaite : selon elle, j'avais accompli une prouesse. Savait-elle qu'en affirmant qu'elle m'enviait ce « talent » elle m'engageait sur un chemin que je continue de suivre aujourd'hui ? Était-elle sincère ou simplement indulgente ? Peu m'importait, la cuisine était soudainement anoblie à mes yeux, adoubée par une femme de tête comme l'était ma mère.

## *Le festin de Julie*

Prisonnière volontaire de ma cuisine, je passais les produits du marché au tamis de recettes glanées dans les livres ou les magazines. J'étais galvanisée par le plaisir de surprendre mes proches : odeurs, sons, images, histoires, les attributs des ingrédients nourrissaient ma sensualité comme autrefois les paquets de gâteaux colmataient ma timidité. Amorcé, ce traité de paix mit quelques années avant d'être complètement entériné. Je dévorais les livres de recettes comme autant de romans, de la préface à l'index, avide de conseils, de méthodes de cuisson ou de rapprochements de saveurs.

Au commencement de mes expériences culinaires, j'ai suivi les recettes découpées dans les journaux. La boîte orange des fiches *Elle*, digne héritage légué par ma jeune-fille-au-pair, me transformait en Pandore. Mais plutôt que les maux de l'humanité, elle renfermait pour moi les clefs du salut. Ma bibliothèque compte aujourd'hui près de cinq cents livres de cuisine. C'est avec quatre d'entre eux seulement que j'ai fait mes premiers pas : *Le Grand Livre de la cuisine d'aujourd'hui*, de Valérie-Anne Giscard d'Estaing, le Pellaprat édité par mon grand-père André Sauret dans les années 1950 (legs de ma grand-mère, sorte de relique indigeste mais si chargée de sentiments), *La Cuisine gourmande* de Michel Guérard et *La Cuisine de la mer* de Minchelli, tous deux édités par celui que je ne connaissais pas encore et qui allait me mettre le pied à l'étrier, Claude Lebey. Le premier de ces livres est sans doute celui que je devais explorer le plus en profondeur. Extrêmement bien construit, il m'instruisait autant sur les fondamentaux de la cuisine (techniques, produits, ustensiles) que sur le déroulement des recettes elles-mêmes.

L'acte de manger m'avait procuré sensualité et apaisement. Celui de cuisiner s'y substituait partiellement, me « nourrissant » différemment. Le toucher, les gestes, la création – toute relative pourtant – d'une recette, l'échange, la satisfaction du plaisir des autres... Autant d'émotions qui m'ont permis d'apprivoiser et de cohabiter avec cette dépendance, et de perdre naturellement les kilos gagnés au fil des régimes.

Les repas que je proposais à mes amis étaient malheureusement proportionnels à l'intensité de ma nouvelle passion : à un éventail d'entrées façon *mezze* succédait un plat cuisiné en plusieurs versions, invariablement escorté de deux ou trois accompagnements. Les desserts n'étaient pas moins riches et nombreux. Je rattrapais frénétiquement mes lacunes, mais surtout mon absence de pratique. Comme si tout mon corps sortait de la bulle de verre que j'avais construite autour de moi pendant mes années d'adolescence. Je nourrissais mes sens, mon cerveau et me libérais dans le même temps de cette dépendance à la nourriture. J'ignore encore si mes festins étaient à la hauteur du plaisir que je prenais à les réaliser mais, à l'évidence, ils me permettaient d'apaiser angoisses et timidité.

Les premières victimes de mes expériences furent, évidemment, mes copines. Julie, Marion, Lili, Barbara et Delphine, elles n'ont jamais démissionné face à l'avalanche calorique. Je leur expliquais l'importance de tester telle recette en trois versions pour déterminer la meilleure, de goûter telle création ou tel produit rapporté d'un voyage... Généreuses, amusées, gourmandes, elles s'exécutaient dans un joyeux brouhaha. Ce n'est qu'aujourd'hui qu'elles m'avouent être souvent sorties de chez moi presque malades d'avoir été « gavées ».

Une autre de mes victimes fut un chanteur célèbre invité à la maison par mon amoureux. Ses chansons avaient accompagné mon enfance, et ce repas était pour moi l'occasion de lui témoigner mon attachement... immense à en juger aux reliefs de son assiette. Imaginez ce que la Babette du *Festin* aurait servi si elle avait été une mère juive... Je mangeais par procuration mais, surtout, j'avais trouvé le fil qui m'aidait à tisser un lien vers les autres. Un lien puissant, essentiel, vital.

## *Vingt-trois ans et toutes mes dents*

Une fois le chemin tracé pour sortir de l'engrenage, les rencontres furent décisives.

Rencontre avec un métier, moyen d'expression construit de toutes pièces, véhicule de communication, d'échanges, de connaissance de soi et du monde. Rencontre avec les autres, ces êtres étranges qui m'obligeaient auparavant à construire des remparts de capitons pour ne pas risquer l'intimité.

Mon inexpérience ne m'empêchait pas de débattre avec passion des talents de tel chef, de la légitimité de tel guide à distribuer des étoiles à celui-ci, de l'injuste anonymat dans lequel celui-là continuait d'être plongé. Éprise de cuisine comme je l'avais été autrefois de photographie, la profane que j'étais encore eut la chance de trouver sur son chemin un parrain. Grand ordonnateur de la gastronomie française, Claude Lebey fut ma première rencontre professionnelle. Celui qui avait contribué à la révélation et à la médiatisation d'un bon nombre de nos plus grands chefs et qui dirigeait l'un des guides gastronomiques les plus réputés de la capitale se piqua de curiosité pour la jeune autodidacte enthousiaste que j'étais. J'ignore encore si c'est la qualité de mes plats ou le contraste entre mon « profil » et ceux de la profession qui avait éveillé son intérêt. Mon enthousiasme débordant, voire ma frénésie, ne devait en tout cas pas le laisser indifférent. Après avoir testé mes capacités de jugement en m'envoyant enquêter anonymement dans quelques restaurants, il estima que je « savais manger » (c'est la bien curieuse expression consacrée par les professionnels). Ma lecture était-elle la bonne ? Quoi qu'il en soit, je comprenais que l'enjeu n'était pas tant de déterminer si l'on y mangeait « bien » ou « mal » que d'apprécier la nourriture selon le style du lieu. Étiez-vous dans une brasserie contemporaine ? Dans un gastro traditionaliste ? Il fallait juger chaque restaurant en fonction de sa catégorie et de son ambition affichée, non d'une échelle de valeur unique et personnelle. J'apprenais donc à manger avec les yeux, à relever les gestes les plus révélateurs, à déceler les effets trompe-palais. Convaincu ou indulgent, Claude me permit de rejoindre rapidement son équipe d'enquêteurs. Sans chercher à planifier une carrière, ni à conquérir un titre, sans avoir même l'ambition de convaincre qui que ce soit, j'avais mis un pied dans l'univers microcosmique et ultra-professionnalisé de la gastronomie. J'avais vingt-trois ans et il allait me falloir toutes mes dents.

## *Allez et mangez en paix*

C'est du plaisir de manger, de sensualité, de délectations roses dont je veux vous parler, pas de vitamine B9, ni d'indice de masse corporelle. De cette capacité à reconnaître et à respecter les signes de satiété, de cette tolérance de l'écart, du désir. De cet amour de la cuisine comme instrument de maîtrise de ce que l'on est. De cette satisfaction à connaître la valeur nutritionnelle des aliments pour mieux l'oublier et divorcer à l'amiable des aliments nocifs, inutiles, finalement si peu nombreux et si peu savoureux !

Manger à satiété, ni plus ni moins, pour enrayer l'obsession de la nourriture. C'est ainsi que je pourrais résumer ma philosophie, à défaut de donner une recette miracle. Ce fut pour moi la seule, l'unique voie d'accès à l'équilibre. Comme je transmets ma cuisine, sans cacher que j'ai essuyé toutes les erreurs, je vous livre les clefs de mon hygiène de vie. Aucun régime, aucun système établi ne peut, mieux que votre propre corps, réguler votre appétit. Il m'a fallu dix ans pour comprendre que le secret était là, au centre de mon corps, et que j'étais la seule à pouvoir l'utiliser.

Ce livre témoigne d'un parcours, d'une rencontre, d'une réconciliation avec celle que je croyais être mon ennemie : la nourriture, la bouffe !

Perdre du poids n'est pas sans contraintes. Je ne parle pas des deux kilos accumulés pendant les fêtes. Ceux-là ne sont probablement que l'affaire de quelques petits efforts répartis sur quelques semaines. Entreprendre de maigrir, ce n'est pas vouloir changer c'est accepter de changer. La tentation consiste à penser que la perte de poids permet de se sentir mieux dans sa peau, de faciliter les rapports aux autres alors que c'est exactement le contraire. Personne ne peut prétendre maigrir durablement sans avoir préalablement fait le deuil d'un idéal et s'être décentré de soi et de son apparence. Faire tomber les remparts, baisser les armes, accepter la différence, se construire ailleurs que dans l'image. Pour maigrir, il faut accepter de déplacer son centre d'intérêt, ne plus être obsédé par la perte de poids, renoncer à l'idéal plastique. Cet idéal convoité parce que inatteignable, qui permet d'ignorer tous les petits travers de caractère qu'il serait plus urgent de gommer.

J'ai encore à l'esprit cette émission de télévision consacrée aux régimes, pour laquelle j'avais été sollicitée en tant que témoin. Les invités m'avaient semblé enfermés à l'intérieur d'eux-mêmes, tellement obsédés par leur incapacité à correspondre à une norme qu'ils en avaient oublié l'essentiel de la vie : découvrir et partager. Le poids des corps s'était transformé en poids psychologique, les kilos leur prenaient la tête, la vie, le désir, tout y passait, réduisant à néant tous les efforts pour maigrir. Je comprends aujourd'hui que seule la pratique de la cuisine, avec son lot de sensualité compensatoire, a pu me permettre de sortir d'une spirale d'anorexie-boulimie. Ce n'est pas pour autant que vous devez vous transformer en Vatel pour perdre trois kilos. Perdre du poids est impossible si l'on ne considère pas, si l'on ne prête pas attention à ce que l'on mange. Sans forcément focaliser son attention sur la cuisine, l'enthousiasme, la pratique assidue, voire passionnée, d'une activité est tout aussi indispensable pour « décrocher » de la nourriture. Si l'obsession de maigrir peut nuire au succès de l'entreprise, cela ne signifie pas qu'il faut renoncer à toute introspection, bien au contraire. Aucune perte de poids durable ne peut être envisagée sans une analyse préalable de ses propres goûts, de ses envies, de son rythme. Vous souhaitez maigrir ? Alors, il va vous falloir penser à vous-même, comprendre votre rythme, l'origine de vos aversions et de vos addictions, accepter et respecter votre appétit, définir ce que vous aimez, aliments, saveurs, situations, apprendre à ne pas toujours vous sacrifier pour votre conjoint, vos amis ou vos enfants.

Avant d'être le récit d'une aventure individuelle, ce livre

tente d'analyser un mode de vie tourné vers l'équilibre et d'en dégager les « clefs » les plus faciles à reproduire. Je ne cherche pas à proposer une méthode. Je voudrais seulement que vous puissiez y trouver la combinaison d'attentions, de réflexes et d'astuces qui permettent de vivre une alimentation joyeuse et épanouie, comme on le dit d'une sexualité ou d'une vie de famille. J'espère que mon expérience vous aidera à manger en paix.

# Bien manger hors de chez soi

Prendre mes repas au restaurant fut une révélation. Je trouvais à travers cette nouvelle habitude un moyen efficace de me sentir bien dans mon corps et de réguler mon alimentation. Cela peut paraître un peu paradoxal pour celui ou celle qui surveille son poids et cherche à se soustraire à tout prix à la tentation de la nourriture. Pourtant l'évidence est là : c'est en allant au resto, au bistrot, dans les cantines, les brasseries ou les cafés que l'on apprend durablement à bien se nourrir, en évitant de se désocialiser. Se nourrir seul, voilà bien un illogisme lorsque l'on sait que le mot « nourrir » a pour racine le latin *nutrix* la nourrice.

Accepter de manger comme tout le monde, à la mesure de ma faim, avait déjà été un bouleversement considérable dans mon rapport à la nourriture, couronné par une perte de poids aussi remarquable qu'inattendue.

L'obligation d'aller régulièrement au restaurant pour y faire des repas complets (c'est-à-dire entrée-plat-dessert-pain-café et mignardise... dur métier !) m'obligeait à associer la liberté de manger à une certaine vigilance. Puisque j'acceptais de me soumettre à la tentation permanente de la bonne chère, il me fallait acquérir le savoir minimum pour diriger mes choix alimentaires. Après avoir tenté de maigrir avec acharnement en écumant les régimes et les formules miracles sans rien connaître des règles de la nutrition (autant tenter de réussir un bourguignon sans savoir cuire un steak), je décidai d'apprendre le ba.-ba de l'équilibre alimentaire. Bénéfices des aliments, associations conseillées et celles à éviter, pièges à graisses, sucres cachés, bons réflexes, et tous ces petits trucs dont je me fis vite un jeu et qui en appelaient à ma seule attention. Dix ans plus tard, je ne fréquente pas moins les restaurants mais les kilos à venir que me prédisaient les envieux n'ont pas cru bon de montrer leur nez.

*Manger différemment*

Un amaigrissement durable ne peut découler que d'une évolution psychologique. Rassurez-vous, votre petit ventre rebondi ne fait pas forcément de vous quelqu'un de névrosé et sa disparition n'implique pas forcément une thérapie. En revanche, une simple diminution calorique risque de n'être qu'un feu de paille, voire de se prolonger par la prise de quelques kilos supplémentaires. Il s'agit simplement de faire évoluer votre comportement alimentaire, c'est-à-dire votre rapport psychologique à la nourriture, pour pouvoir manger différemment.

Ma démarche a des allures de cercle vertueux : pour me sentir bien dans ma peau et perdre du poids, il me fallait manger différemment, en privilégiant les nourritures dites « saines » : légumes, fruits, céréales complètes, poissons qui ne soient pas panés ou frits, viandes sans sauce grasse. Pour tenir ce cap, assumer ce revirement brutal sans craquer (je sortais d'une décennie de pizzas-pâtes-croques), il fallait que ces aliments fussent très sapides, très savoureux, ce qui m'obligeait à être intraitable sur leur qualité.

Dans le cadre d'une émission de radio, j'ai reçu le célèbre et séduisant Joël de Rosnay. Qui sait encore que ce chercheur, expert en technologies avancées, est aussi l'inventeur, avec

## Vinaigrette superlight

*Une sauce onctueuse et très parfumée qui se substitue aisément à la vinaigrette traditionnelle. Un conseil : attendez que vos invités l'aient goûtée pour leur annoncer que votre vinaigrette ne contient ni huile ni crème. Effet garanti... sur la ligne aussi !*

Pour 4 à 6 personnes

1 pot et demi de yaourt brassé

2 échalotes

5 cuil. à soupe de vinaigre de cidre ou de vin doux

1 cuil. à soupe de moutarde en grains

2 cuil. à soupe de bouillon bien corsé (viande ou légume)

herbes ciselées de votre choix

sel

Faites fondre les échalotes dans le vinaigre sur feu doux, jusqu'à ce que le liquide soit presque évaporé. Retirez du feu. Incorporez au yaourt préalablement mélangé à la moutarde et au bouillon. Mixez éventuellement et versez sur une salade verte bien croquante (scarole, frisée ou romaine).

son épouse Brenda, du terme mal-bouffe ? Ils en firent le titre d'un livre précurseur, publié dans les années 1970. Il me raconta que sa rencontre avec Brenda avait été l'occasion pour lui de découvrir non seulement les règles d'une alimentation équilibrée mais surtout le plaisir intellectuel de bien se nourrir. Autrement dit, la simple idée que l'on fait du bien à son corps procurerait un plaisir capable de contrebalancer la satisfaction primaire et immédiate apportée par les nourritures faciles, les fameuses « calories vides » des nutritionnistes. Il mettait des mots sur une expérience personnelle déterminante dans ma perte de poids. Un véritable basculement. Plutôt qu'une prise de conscience, qu'un parti pris de raison, je ressentais une véritable sensation physique de satisfaction, une exaltation à me faire du bien. J'aimais « manger bien » et je voulais en savoir plus sur cette alimentation positive. De la confusion, je passais à la construction alimentaire. Voilà sans doute la première clef de ma rémission.

*Gare à l'obsession*

Veillez à ne pas glisser vers l'excès de contrôle qui peut faire basculer dans l'anorexie ou dans l'« orthorexie ». Ce dérèglement alimentaire, apparu dans les années 1990, est de plus en plus répandu. Il traduit une obsession du bien manger, du manger « orthodoxe », diététiquement correct. Les malades sont la plupart du temps des anorexiques en rémission, en mal d'autorité et de repères familiaux, qui s'interdisent toute nourriture qui ne soit ultra-saine (aliments bio voire crues, hypo ou acaloriques, exemptes de sucres et de gras). On trouve également, dans cette triste famille, d'anciennes boulimiques substituant une obsession à une autre. J'ai eu la chance de ne pas verser dans cette autoflagellation, d'accepter les quelques dérapages salutaires et de comprendre qu'ils sont le sel de la vie.

Dans ce chapitre, j'ai tenté de faire la somme des observations, informations et astuces qui me permettent depuis dix ans de marier, pendant toutes ces années, le plaisir d'aller au restaurant et celui d'être bien dans son corps.

Vous reprendrez bien un peu de plat du jour ?

## LA RESTOTHÉRAPIE

Quel qu'il soit, le restaurant peut être l'allié de votre forme. Hormis si l'on doit suivre un régime très restrictif, l'idée que l'on grossit en mangeant hors de chez soi est à remettre sérieusement en question. Je pense, au contraire, que cela peut présenter plusieurs avantages :

- on mange assis, ce qui est la première recommandation de tous les nutritionnistes ;
- on prête attention à ce que l'on mange car l'on n'est pas tenté de faire trois choses à la fois (shopping, lecture, téléphone, télé, s'occuper des enfants...) ;
- on mange lentement car la prise de nourriture est fractionnée par le service et par le caractère social qu'elle revêt. Profitez du rythme imposé. L'attente entre les plats est votre alliée : il faut vingt minutes avant que l'estomac ne communique au cerveau la sensation de satiété. Un délai que l'on a parfois du mal à respecter chez soi au risque de manger, involontairement, plus que l'appétit nous le dit. Essayez seulement de ne pas avaler votre plat dans les cinq minutes qui suivent son service ! Si tout votre repas tient sur un plateau, obligez-vous à faire de petites bouchées et à marquer une pause entre chaque plat ;
- on limite les graisses. Sauf s'il s'agit d'un plat mijoté (ceux-ci ne sont pas forcément les plus gras), on peut demander la sauce à part ou pas de sauce du tout, on peut changer la garniture au profit de légumes verts (éventuellement sans beurre), ce qui est nettement plus difficile chez soi ;
- on ne mange pas au-delà de son appétit. Personne ne

s'offusquera de vous voir laisser un peu de nourriture dans votre assiette, ce qui n'est pas toujours le cas lors d'un dîner chez des amis. Par ailleurs, ni l'entrée ni le dessert ne sont obligatoires. Fiez-vous uniquement à votre appétit. Si vous n'avez qu'une petite faim, les négliger vous fera faire des économies tant financières que caloriques. Vous pourrez toujours les remplacer par le grignotage proposé au début (petits toasts de tapenade ou de tarama, radis...) et à la fin du repas (une petite tuile aux amandes ou un carré de chocolat noir vous permettra de finir sur un goût sucré sans alourdir la balance). Attention, toutefois, à ne pas déraper en engloutissant les toasts de vos voisins : vous dépasseriez largement la valeur énergétique de l'entrée à laquelle vous avez su vaillamment résister. Si vous êtes plutôt bon mangeur ou que la faim vous tenaille ce jour-là, évitez de sauter l'entrée : vous risquez de compenser en grignotant du pain, en terminant les cacahuètes, en picorant dans les assiettes de vos voisins... tout en gardant le sentiment que vous vous êtes privé et qu'en conséquence vous avez le droit de vous « rattraper » sur le plat et le dessert.

## Bréviaire du bien-manger au restaurant d'entreprise

Je prends un bon petit déjeuner à mon domicile (de préférence) ou au bureau (éventuellement) mais je veille à consacrer au moins dix minutes à ce moment.

Je considère mon alimentation sur l'ensemble de la semaine. Autrement dit, j'équilibre mes repas sur plusieurs jours : je peux ainsi anticiper et m'accorder plus de latitude dans le choix de mon menu. Les dérapages seront plus faciles à compenser (pas une raison pour se laisser aller !).

Je ne saute jamais le déjeuner : mieux vaut prendre un sandwich que de ne rien manger, à condition de choisir un pain avec des céréales, de privilégier ceux qui sont garnis de

## Vinaigrette japonaise

*Ma favorite ! si je n'écoutais pas ma conscience gastronomique, j'en mettrais partout.*

Pour 4 à 6 personnes

- 1 cuil. à soupe de vinaigre de riz
- 1 cuil. à soupe de mirin
- 1 cuil. à soupe de sauce de soja
- 1 cuil. à soupe de jus de citron
- 1 cuil. à soupe d'huile de sésame grillée
- 1 cuil. à café de gingembre frais haché
- le zeste de 1/2 citron vert haché
- 1/3 botte de ciboulette

Mélangez le tout et assaisonnez la salade de feuilles tendres (batavia, mâche, pourpier, laitue...)

À savoir : le mirin est un alcool de riz très courant dans la cuisine japonaise. Il peut aisément être remplacé par du sherry ou du noilly prat.

préparation fromagère plutôt que de mayonnaise ou de beurre, de l'accompagner d'une crudité (salade verte ou composée), d'un fruit et d'eau minérale, d'éviter frites ou chips, soda, gâteaux..., de le manger ailleurs que devant mon ordinateur : idéalement dans un endroit calme et reposant.

Je ne vais pas au restaurant en période de fortes affluences ; j'évite le bruit, la cohue, l'attente, l'atmosphère lourde d'une salle à manger pleine à craquer, et de tourner quinze minutes avec mon plateau plein avant qu'une place se libère. De cette façon, je peux accorder plus de temps et d'attention à mon repas, et améliorer ma digestion.

Je ne grignote pas entre les repas.

Je ne cède pas à la tentation des distributeurs automatiques ; j'ai toujours un fruit à portée de main en cas de petite faim ou un petit pain aux céréales (sauf si j'ai déjeuné d'un sandwich).

Je ne consomme pas de café au-delà de la normale (ce n'est pas parce que c'est gratuit que je dois « m'exi-caféiter »).

J'évacue le stress en profitant du temps du déjeuner pour marcher si possible après le repas.

Je profite du vaste choix proposé pour composer un repas équilibré et adapté à mes besoins.

Je varie mon alimentation pour éviter la lassitude. Ne pas hésiter à prendre des salsifis ou épinards quand ils sont proposés ; on ne sait jamais, vous pourriez redécouvrir ce que vous pensiez ne pas aimer.

J'essaie de respecter les règles proposées par le PNNS[1] : poisson deux fois par semaine au moins, pas ou peu de fritures, cinq portions de fruits et légumes par jour, j'évite d'inonder mes plats de sauces, graisses et sucres ajoutés...

Je ne m'expose pas à des tentations inutiles et je ne fais pas de mon assiette un buffet ; autrement dit, j'évite de me

1. Le Programme national nutrition santé a pour objectif général d'améliorer l'état de santé de l'ensemble de la population en agissant sur l'un de ses déterminants majeurs qu'est la nutrition. http://www.mangerbouger.fr

servir de trop grosses portions en me disant que je mangerai ensuite selon ma faim. Il est très facile de déterminer la quantité de nourriture qui m'est nécessaire et de m'y tenir. Je fais donc de l'impossibilité (ou difficulté) de me resservir un atout pour garder la ligne.

Je m'autorise une fois par semaine un péché de gourmandise (frites, pizza, soda). C'est le resto d'entreprise, pas la gamelle de l'armée !

Pour manger mieux dans votre restaurant d'entreprise, pourquoi ne pas militer en vous inscrivant à la commission restaurant ? Vous pourrez ainsi faire avancer les choses soit auprès de la société de restauration, soit auprès de l'entreprise elle-même (investissements, choix du prestataire, présence complémentaire d'un comptoir de restauration rapide, etc.).

Soyez vigilant, surveillez :

— l'absence de crudités, voire la médiocrité générale des entrées. On doit souvent se contenter de salades composées avec de la mayonnaise diluée – grand classique – tandis que les charcuteries abondent : vous devez pouvoir composer votre entrée en toute légèreté ;

— la variété des assaisonnements. Un grand choix doit être présenté : jus de citron, huile d'olive, balsamique, moutarde, fromage blanc... ;

— la présence et la présentation du poisson (il doit être proposé tous les jours et sauce à part) ;

— l'absence ou l'insuffisante qualité des viandes blanches et des légumes verts ;

— la variété générale de l'offre alimentaire. Celle-ci doit permettre de composer un plateau chaque jour différent mais toujours « équilibré » ;

— l'absence ou l'offre trop restreinte de fruits (le must : une salade de fruits frais sans sucre, ni sirop).

## Bien choisir son entrée au restaurant

### *Le cas délicat des crudités et des salades*

Inutile de faire leur apologie. Vous connaissez leurs bienfaits, globalement ou dans le détail. Je vous engage sans retenue à les choisir en entrée.

En revanche, vous ignorez peut-être qu'elles demandent à être consommées avec raison. Autant que possible, essayez de les choisir nature. L'acidité faisant office de conservateur, elles sont souvent découpées à l'avance et imbibées d'une vinaigrette (ou citronnette) destinée à les empêcher de noircir. Sachant qu'il faut consommer les légumes rapidement pour profiter de leurs vitamines, vous risquez donc de passer à côté d'une grande partie de leurs bénéfices au profit du gras contenu dans la sauce. Pour pallier cela, faites votre assaisonnement vous-même et minimisez la quantité de matières grasses. Ou demandez d'autres condiments que l'huile et le vinaigre (Worcestershire sauce, sauce de soja, moutardes, yaourt). Les plus prévoyants peuvent préparer leur vinaigrette à la maison en remplaçant une partie de l'huile par du bouillon de viande ou du jus de rôti et la verser dans un petit pot à confiture de façon à ne pas être pris de court hors de chez eux (voir aussi la recette de vinaigrette japonaise, p. 31). Un truc plus facile à appliquer lorsque l'on déjeune seul ou avec des amis que lorsqu'il s'agit d'un repas d'affaires !

Je ne le répéterai jamais assez : si les légumes sont un passage obligé de tous vos repas, ce n'est pas une raison pour transformer votre plateau en cagette de maraîcher. Pauvre en calories, ce régime pourrait néanmoins amener votre silhouette à enfler au niveau des fesses et des hanches et vider votre poitrine (ou vos pectoraux, messieurs). D'autre part, les légumes et crudités étant faibles, voire exempts de protéines, ils se digèrent très rapidement, ce qui peut provoquer des fringales prématurées. Ils ne peuvent donc suffire à constituer un repas. Je parle en connaissance de cause car j'ai été, pendant plusieurs années, l'une de ces crudivores effrénées. J'en suis quitte pour un estomac hyper-sensible, un corps moins « dynamique » et une relative intolérance aux fruits et aux légumes crus pendant les repas.

Attardons-nous un moment sur les crudités les plus recommandées : les carottes râpées (peu caloriques, bonnes pour la santé car très riches en carotène, puissant antioxydant, elles sont toutefois déconseillées aux diabétiques), les endives aux pommes, les salades mâche-betterave, les haricots-magret de canard, la salade niçoise, sont tout à fait fréquentables tant qu'ils ne sont pas inondés de vinaigrette. Même la frisée-lardons peut être une entrée équilibrée si elle est assaisonnée raisonnablement. Seules les rémoulades sont déconseillées car il est difficile de dissocier les légumes de leur sauce.

À la belle saison, le melon, surtout s'il est accompagné de jambon cru, peut constituer une entrée équilibrée. Malgré son goût sucré, le melon est l'un des fruits les moins riches en sucres. Il peut être un peu difficile à digérer pour certains. Amateur de ce fruit délicieux, j'ai résolu le problème sans le vouloir en arrosant systématiquement mon melon de quelques gouttes de jus de citron. L'acidité du citron répond parfaitement à la douceur du melon et facilite son assimilation. Petite recette : avec quelques tours de moulin à poivre, et une pincée de menthe fraîchement ciselée sur le tout, on est au paradis. Pour faire de ce fruit une entrée complète, l'ajout du jambon est conseillé, pas seulement en termes de goût : si l'alliance sur le palais se fait avec bonheur, l'intestin lui aussi s'y retrouve car, au lieu de se comporter en sucres rapides et de risquer ainsi de se transformer en graisses, les sucres du melon sont ralentis dans leur pénétration par les protéines du jambon.

## *Par ici les bonnes soupes !*

Les soupes constituent un apport précieux de vitamines, d'eau et souvent de fibres pour l'organisme. Surtout, elles apaisent immédiatement la sensation de faim. Froides ou chaudes, les soupes sont une entrée idéale. Attention toutefois, les aliments liquides étant plus rapidement assimilés par l'estomac, elles ne « calent » que momentanément. C'est pourquoi je vous déconseille de vous en contenter pour déjeuner. Les soupes sont à privilégier au détriment des séduisants « veloutés » et autre « crèmes de... » qui en contiennent souvent beaucoup trop !

Ne vous privez pas d'une bonne soupe de poireaux-pommes de terre sous prétexte que ces dernières sont des féculents car elles sont en fait à peine plus riches que les petits pois et autant que les fèves ! Toutes les soupes de légumes verts sont à consommer en priorité bien sûr, avec un petit faible pour celles qui contiennent du chou car elles occupent davantage l'estomac que les autres et sont conseillées dans le cadre de la prévention contre le cancer, ainsi que dans la lutte contre le mauvais cholestérol. Attention toutefois à ne pas abuser des choux si vous avez un estomac fragile. Quant à la soupe de potiron, c'est une panacée car elle est onctueuse et nourrissante tout en apportant fibres et antioxydants. La soupe de poissons, si elle est consommée comme le veut la tradition marseillaise, avec force rouille, croûtons et fromage râpé, n'est en aucun cas un plat léger. Pas question de se l'interdire pour autant, mais plutôt de limiter les « extra » que j'ai cités et de prévoir un plat principal léger (en principe ce sont des poissons juste pochés, l'idéal !).

Parmi les soupes froides, le gaspacho est une entrée très fraîche et très peu calorique. C'est également une agréable façon de « manger » des légumes. Je déconseille toutefois ce plat à ceux qui ont des problèmes de digestion : le mélange ail-pain-légumes crus fermente très vite et le gaspacho peut provoquer de désagréables ballonnements. Pour éviter cela sans vous priver, assurez-vous qu'il a été préparé dans les heures qui précèdent le repas ou que l'emballage vient d'être ouvert, et limitez l'ajout de dés de poivron et de concombre crus. Méfiez-vous néanmoins des soupes froides. Leur

« fraîcheur » n'est pas forcément synonyme de légèreté car elle peut être due à un ajout de crème.

### *Tartares et carpaccios*

Les tartares font partie de ces préparations supposées « régime » dont il faut savoir se méfier. Généralement à base de poisson gras lorsqu'il s'agit d'une entrée, ils sont souvent enrichis en huile, voire en mayonnaise. Si vous avez le choix, optez plutôt pour un tartare de thon, d'espadon ou de bar, plus maigres que le saumon. Le tartare de saumon, devenu une entrée très traditionnelle, n'est finalement pas moins gras qu'une belle tranche de saumon fumé accompagnée d'un toast légèrement beurré. À vous de choisir... Entrée ou plat principal, poisson ou viande, le tartare ne doit être consommé que dans un établissement très scrupuleux sur l'hygiène et sur la qualité des produits.

Les carpaccios : là aussi saumon et bœuf tiennent le haut du pavé. Dommage, car beaucoup d'aliments gagnent à être préparés de cette façon (voir mes recettes). Par ailleurs, il est plus facile de contrôler les matières grasses d'un carpaccio que celles d'un tartare, qui est une préparation mélangée. S'il est mariné à l'avance, comme c'est souvent le cas pour le poisson, ne craignez pas d'absorber la sauce qui recouvre (noie parfois) votre carpaccio avec un peu de mie de pain (que vous éviterez de manger, bien sûr !).

S'il peut être une panacée diététique, c'est aussi parce que le carpaccio présente les aliments tranchés très finement, que l'on consomme donc en petites quantités. Aussi, prévoyez d'équilibrer l'apport en protéines sur l'ensemble de votre repas.

### *Les œufs : le pire et le meilleur*

Ai-je besoin de vous préciser que l'œuf mayo n'est pas vraiment conseillé en cas de surpoids et, surtout, d'hypercholestérolémie ? Normalement associée à une macédoine elle-même généreusement mayonnaisée, cette entrée apporte encore trop de mauvaises graisses. Ne délaissez pas les œufs pour autant, même si vous surveillez votre cholestérol. Limitez-vous seulement à deux œufs par semaine (je ne parle pas de ceux utilisés en cuisine) et privilégiez les recettes faibles en graisses ajoutées : l'œuf dur est très nourrissant ; on estime qu'il reste près de trois heures dans l'estomac (bien plus longtemps que la version coque ou au plat). En salade ou nature, c'est un excellent coupe-faim. L'œuf en gelée au jambon, malheureusement tombé en désuétude, est une entrée idéale, énergétique sans être trop riche en graisses car la gelée est une préparation très maigre. L'œuf en meurette, à condition d'éviter d'y mettre le bol de croûtons, est à ranger dans la même catégorie. L'œuf cocotte compte peu sur la balance, surtout s'il est aux légumes (tomates, champignons...). Enfin, la cuisson coque reste la façon la plus naturelle de déguster l'œuf à condition de ne pas déposer le beurre en plaquette sur vos mouillettes. En revanche, la réussite d'une tortilla de pommes de terre, cette omelette espagnole cuite comme une grosse crêpe et servie froide, impose une grande quantité d'huile d'olive ; il est donc préférable de la consommer en plat principal, accompagnée de légumes cuits à l'eau ou à la vapeur.

### *Très en vogue, le croustillant : ne vous l'interdisez pas*

Très en vogue, les croustillants sont, en général, inspirés de la pastilla marocaine, farce fine de pigeon, emprisonnée dans plusieurs couches de feuilletage très fin appelées feuilles de brick. N'espérez pas déguster cette merveille culinaire au bistrot du coin. Il faut des années de pratique et des heures de patience pour arriver à en maîtriser les rudiments. Toutefois, la version occidentale simplifiée peut se révéler délicieuse : au fromage, aux légumes, à la viande, le croustillant n'est pas forcément une hérésie diététique. Demandez s'il a été cuit au four ou à la poêle ; la première solution est évidemment préférable à la seconde, même si une friture bien menée peut être tout à fait recommandable. Dans tous les cas, évitez d'associer votre croustillant à un autre aliment gras (poivrons à l'huile, salade trop assaisonnée, copeaux de fromage...).

### *Petit précis charcutier*

La charcuterie n'est pas forcément défendue. Il suffit de savoir ignorer ou limiter la consommation des pièces les plus grasses au profit de celles qui sont, naturellement, légères.

*On fonce !*

Savez-vous que le fromage ou pâté de tête pourrait tenir le haut du pavé des aliments les plus diététiques ? De la même façon, les hures, jambons persillés et autres gelées cuisinées à base de morceaux de viande peu gras sont tout à fait recommandés. Une réserve toutefois : la gelée. Très peu calorique, elle est aussi naturellement fade, donc souvent rehaussée par une grande quantité de sel. Évitez donc d'en consommer trop souvent si votre tension artérielle est élevée ou si la cellulite vous guette (risque de rétention d'eau). Une parade consiste à consommer un repas très peu ou pas salé pour compenser l'apport de la gelée.

Au rayon des charcuteries recommandables car faibles en graisses et en sel : le boudin blanc – surtout lorsqu'il est fabriqué à base de volaille ou de veau – ainsi que les andouilles et andouillettes. Le jambon est lui aussi un aliment très diététique. Le moins gras de tous reste le jambon cuit (type cuit à l'os ou de Paris), dont vous pouvez retirer le gras aisément.

Le Larousse gastronomique définit la charcuterie comme suit : « Ensemble de tous les produits à base de viande et d'abats de porc, de volaille, de gibier, de veau, de bœuf, de mouton, mais aussi de poisson et de crustacés. » Pensez donc aux charcuteries autres que celles à base de porc.

*On freine !*

Je ne vous surprendrai pas en vous conseillant d'écarter autant que possible les rillettes (70 % de gras, un record, exception faite des nouvelles rillettes de volaille disponibles sur le marché) ; le salami (50 %), le pâté de campagne (pour juger de sa teneur en gras, il suffit de voir s'il comporte beaucoup de petits morceaux de « blanc ») ; le boudin noir (composé d'1/3 de gras, 1/3 de sang et 1/3 d'oignons) sauf si vous êtes un peu anémié(e) car il est très riche en fer, le saucisson et le chorizo (snif !) ; le jambon espagnol appelé pata negra (ça tombe bien, il est hors de prix) qui est considéré comme le meilleur du monde parce qu'il est le plus gras et que la graisse y est indissociable de la chair (persillée). D'une façon générale, le jambon cru est largement plus calorique que le cuit car il est séché et salé, et donc contient moins d'eau. Ne vous en privez pas pour autant mais choisissez-le de bonne qualité et pas trop salé : sa saveur puissante vous conduit à en manger moins que le blanc. Demandez des tranches très fines à votre charcutier ; elles vous permettront d'avoir le goût sans les calories.

Le foie gras, bien qu'il appartienne à la catégorie des « bonnes graisses » au même titre que l'huile d'olive, est néanmoins très riche en calories. Faites-lui honneur mais évitez d'entrer dans le schéma graisses + graisses + sucres (foie gras + vinaigrette + pain brioché + vin doux). Quelle que soit la cuisson du foie, évitez de consommer la graisse jaune qui l'entoure. Peu de goût mais un maximum de calories ! Très à la mode en ce moment, le foie gras cru (ou cuit au sel) est délectable mais presque une fois et demie plus riche que le foie gras cuit. N'ayant pas été soumis à la chaleur, le foie conserve toute sa graisse alors qu'un foie gras perd habituellement près d'un quart de son poids en graisses lors de la cuisson. Quand je vous disais qu'il est plus facile d'éviter les pièges lorsque l'on sait cuisiner !

### *Côté poisson*

Les terrines de poisson (parfois appelées pompeusement « délices de la mer ») sont souvent industrielles et contiennent rarement plus de 50 % de poisson. Évitez de les accompagner

## Sauce barbecue

*Même au fast-food, elle n'est jamais très grasse, mais préparée maison, elle est toujours meilleure ! Et préparée au micro-ondes, elle prend corps en une minute.*

Pour 6 personnes

- 200 g de coulis de tomates
- 2 cuil. à soupe d'huile d'olive
- 2 cuil. à soupe de sauce de soja
- 2 cuil. à soupe de rhum
- 2 petites échalotes ou une grosse
- 1/2 cuil. à café de paprika
- 1/2 cube de bouillon de bœuf
- 1/2 cuil. à café d'origan
- 1 cuil. à soupe de cassonade

Pelez et hachez très finement les échalotes. Mélangez dans un bol allant au micro-ondes tous les ingrédients et faites cuire 5 minutes au micro-ondes. Servez froid ou utilisez cette sauce pour laquer un rôti ou un travers de porc cuit au four.

de sauces à base de crème et de beurre ; préférez un coulis de tomates ou de légumes verts.

Les harengs-pommes à l'huile sont une précieuse source d'acides gras essentiels, bénéfiques à notre système cardio-vasculaire. Toutefois, leur richesse en graisses m'engage à vous conseiller de les commander plutôt en plat principal (sans compter qu'ils sont souvent servis copieusement !).

Les anchois marinés au vinaigre et les maquereaux au vin blanc forment une entrée idéale : poissons gras riches en graisses insaturées, ils sont un concentré de vitamine A et de protéines. L'ajout du vinaigre rend leur digestion plus facile. Les anchois sont parfois servis avec des poivrons, également marinés (une tradition basque). Foncez sur cette combinaison qui en fait un plat ultra-protecteur pour votre santé.

Les sardines grillées sont excellentes en entrée ou en plat principal, selon la quantité. Là aussi, évitez d'arroser d'huile (même d'olive) ou de sauce tartare ces poissons déjà très gras, et optez pour un simple jus de citron.

Le saumon fumé : ne vous en privez pas. Salé, fumé et déshydraté, il est plus riche en graisses que le saumon frais mais il a l'avantage de condenser ses nutriments et d'apporter plus de protéines à poids égal. Compte tenu de sa teneur en graisses, je boude la crème fraîche et préfère le manger avec une fourchette et un couteau, simplement arrosé d'un filet de citron et d'un tour de moulin à poivre. En revanche, je ne m'empêche pas de l'accompagner de quelques bouchées de pain de campagne grillé. Pour un dîner nourrissant et hyperlight je commande une assiette de saumon fumé et une autre de haricots verts nature puis j'enroule de petits fagots de haricots dans des tranches de saumon avant d'arroser le tout de citron vert et de poivre. Un régal ! Entre nous, une fois que vous y aurez pris goût, vous risquez d'avoir du mal à revenir au pain brioché beurré, aux blinis-crème fraîche. Blinis, pain brioché et pain de mie sont enrichis en beurre et en lait. Lorsqu'on les tartine par ailleurs de beurre frais ou de crème épaisse, on cumule trois sources de matières grasses dans une seule assiette, qui n'est rien d'autre qu'une entrée. L'addition risque d'être lourde !

## Bien choisir son plat principal au restaurant

Sauf si vous êtes végétarien, le plat principal doit toujours comporter une source de protéines animales : œufs, poissons ou viandes.

Aussi lorsque vous déjeunez d'une salade composée, assurez-vous qu'elle comporte au moins jambon, œufs, thon, fromage ou légumes secs en quantité suffisante. Certaines protéines naturellement maigres sont à consommer à volonté : poulet sans la peau, pintade, gibier, lapin, veau, jambon cuit, crustacés, mollusques, coquillages, poissons blancs... seul le mode de cuisson et la sauce peuvent vous obliger à limiter leur consommation.

### *Le secret des deux entrées*

Si vous avez le temps de scinder votre repas en une entrée, un plat et un dessert, ne vous sentez pas obligé de commander votre plat parmi les « plats ». Je m'explique : pour ne pas charger votre estomac et éviter la tristesse d'un plat unique, l'astuce consiste à commander deux entrées. Il va de soi qu'elles doivent s'équilibrer : une carotte râpée, suivie d'une salade d'endives aux noix, a plus de chance de vous faire perdre de l'énergie que du poids. Voici quelques entrées qui peuvent aisément jouer dans la cour des plats, à condition de les accompagner de légumes ou de salade :

— les carpaccios (voir plus haut) : ils constituent un apport précieux de bonnes protéines mais ne doivent être consommés que dans les restaurants à gros débit, très « à cheval » sur l'hygiène ;

— les poissons marinés ou fumés : maquereaux, harengs-pommes à l'huile, saumon et autres poissons fumés (à condition de ne pas se faire un sandwich entre deux blinis badigeonnés de crème fraîche, comme ma copine Marion !)

sont d'excellentes sources de vitamines et d'antioxydants. Tâchez d'en manger au moins deux fois par semaine mais ne les surchargez pas en gras car ils le sont déjà naturellement. Évitez aussi d'arroser votre saumon mariné de sauce gravlax, simple mayonnaise enrichie de sucre, de vinaigre et de moutarde ;

— les œufs : œufs au plat, omelette, œufs brouillés, tortilla, œufs coque (plutôt deux). Dédaignez autant que possible les frites proposées en accompagnement de votre omelette. Attention aux omelettes et autres brouillades jambon-fromage, riches en protéines, certes, mais aussi en graisses. Prenez plutôt l'option omelette au jambon ou – la panacée – l'omelette jambon-champignon moins calorique, plus complète et plus digeste ;

— les salades de fruits de mer ou de crustacés (attention à l'avalanche d'huile d'olive) ;

— la salade de lentilles aux lardons ou au fromage. Longtemps boudées car perçues comme un légume du pauvre, les lentilles bénéficient depuis quelques années d'une réhabilitation bien méritée : relativement faibles en calories elles sont de très bonnes pourvoyeuses de protéines, de fer et de vitamines et possèdent un fort pouvoir rassasiant ;

— les sardines grillées. Jamais d'huile sur les sardines, leur graisse naturelle suffit à les parfumer ;

— la salade de chèvre. Si elle n'est pas suffisamment riche en crudités, commandez-en par ailleurs ;

— les salades complètes : niçoise, césar au poulet, frisée aux lardons et œuf poché.

## *La viande n'est pas une ennemie*

Au moment de choisir votre plat principal, ne faites pas de la viande votre ennemie. Évitez simplement les plus grasses si vous cherchez à perdre du poids.

Longtemps diabolisées par les gourous de la taille fine, les viandes de bœuf et de porc sont heureusement en phase de réhabilitation. Pour limiter les matières grasses de votre

## Salade de poulet à la thaï sans une once de gras

*Une recette dont je ne me lasse pas, cadeau de ma copine Thiou, meilleure chef thaï de la capitale. Pour une fois je n'ai pas eu à tailler dans le lard, la tradition thaïlandaise impose de ne pas mettre de gras. Trop facile !*

Pour 4 personnes

500 g de chair de poulet crue sans la peau
2 cuil. à soupe de jus de citron vert
3 tiges de citronnelle
2 cuil. à soupe de riz thaï cru
1 pointe de couteau de piment séché et broyé (chili ou cayenne)
2 échalotes
2 ou 3 cuil. à soupe de sauce de poisson (nuoc-mâm)
1/2 bouquet de menthe
1 bouquet de coriandre

Coupez le poulet en tout petits dés. Pelez et émincez finement l'échalote. Retirez les feuilles épaisses des tiges de citronnelle et émincez-les très finement ainsi qu'une partie de leurs tiges vertes.

Dans une poêle, faites dorer le riz cru en remuant souvent. Pendant ce temps, portez à ébullition 10 centilitres d'eau dans une casserole et versez le poulet haché. Remuez sans cesse pendant 2 minutes, le temps que la viande soit cuite. Égouttez et versez dans un saladier. Lavez les herbes, hachez grossièrement la coriandre avec les tiges et effeuillez la menthe.

Ajoutez l'échalote, l'oignon, le jus de citron, la sauce de poisson, le piment, la coriandre, et mélangez soigneusement.

Concassez le riz grillé dans un mortier ou au hachoir électrique et ajoutez-le dans la salade ainsi que les feuilles de menthe. Mélangez à nouveau. Servez tiède dans des feuilles de salade verte ou des ramequins en feuilles de bananier et saupoudrez de cacahuètes concassées.

repas, demandez systématiquement la sauce à part : la saveur de vos aliments sera d'autant mieux mise en valeur. Si vous vous apercevez que la sauce fait office de cache-misère, changez de cantine !

Le tartare de bœuf offre une bonne façon de consommer de la viande pour ceux qui la digèrent difficilement : pré-hachées, les fibres sont plus faciles à assimiler mais cela diminue d'autant l'effet de satiété.

Demandez à préparer vous-même votre tartare pour maîtriser l'ajout de matières grasses. *Idem* pour l'accompagnement : optez de préférence pour une salade verte et assaisonnez-la vous-même en privilégiant le vinaigre, pour faciliter la digestion de la viande.

### *Avoir faim ou pas*

Ceux qui ont une digestion difficile (j'en suis !) se retrouvent souvent confrontés à un dilemme cornélien : choisir entre une digestion aisée ou un effet de satiété à long terme. La plupart des aliments faciles à digérer sont ceux qui restent moins longtemps dans l'estomac que les autres. Pour mettre tous les atouts de votre côté, limitez au minimum les ajouts de graisses lorsque vous optez pour des aliments à digestion lente : viandes rouges, poissons gras, choux, fromages au lait cru, pain complet, légumineuses... Consommez ceux-ci au déjeuner plutôt qu'au dîner et évitez d'associer viandes grasses et féculents.

Ne bannissez pas les viandes en sauce, surtout s'il s'agit d'une sauce au vin. Une part de coq au vin, de bourguignon, de navarin d'agneau ou de blanquette restera toujours moins calorique qu'un steak frites ou qu'une escalope à la milanaise. Tout dépend bien sûr de la quantité de matières grasses utilisée par le cuisinier et de sa volonté de dégraisser le plat ou non. Je vous devine étonné, pourtant saveur et onctuosité sont apportées par la réduction du vin et de la garniture aromatique (carottes, oignons, ail, céleri, champignons) au contraire des sauces servies à part, généralement « montées au beurre » ou enrichies de crème. Les calories du vin proviennent essentiellement de sa teneur en alcool. Celle-ci varie de 1 à 3 grammes par 10 centilitres, ce qui reste très raisonnable. Quant à l'alcool, il est évaporé par la cuisson. Aucune raison de se priver.

*Végétariens attention !*

Si vous n'avez envie ni de viande ni de poisson ni d'œufs, c'est l'occasion de faire le plein de légumes, de fruits, de fromage et produits laitiers (calcium), mais surtout de céréales et de légumineuses. Attention à ne pas confondre végétarisme et cuisine légère. Ce n'est pas parce que vous ne consommez pas de protéines animales que vous maigrirez. C'est même parfois le contraire. Ainsi, à quantité égale, le jambon blanc est deux fois moins calorique que le pain aux céréales et la viande de bœuf restera toujours moins grasse que le moins gras des fromages. Par ailleurs, pour apporter du goût aux végétaux nous sommes souvent tentés d'y ajouter une grande quantité de sauces, crèmes, vinaigrettes ou fromages, bercés par un sentiment d'impunité calorique lié à l'impression de légèreté que ces nourritures végétariennes induisent. Le végétarisme nécessite une connaissance approfondie de la composition nutritionnelle des produits. Nul doute que c'est un gage de longévité mais à condition qu'il soit bien équilibré. Aussi, soyez vigilant aux choix que vous faites lors d'un repas végétarien.

## *Le bon gras du poisson*

En cas de surpoids, le poisson est, bien sûr, un aliment à privilégier mais ce n'est pas une raison pour tomber dans le manichéisme alimentaire. Beaucoup d'entre nous considèrent qu'un plat est « diététiquement correct » du seul fait qu'il contient du poisson. C'est un peu plus subtil que cela, heureusement ! Certains poissons, comme le saumon d'élevage, peuvent même afficher des taux de lipides supérieurs à ceux de la viande. Toutefois, ces graisses, contrairement à celles de la viande, sont bénéfiques à nos artères et à notre cœur. De la même façon, les poissons gras tels que le maquereau, la sardine, le thon, le flétan, le hareng, sont de précieux pourvoyeurs de vitamines, d'oméga 3. Aussi, consommez-les régulièrement mais évitez de les alourdir d'huile ou de sauce pour garder la ligne et faciliter leur digestion.

*Attention aux confusions*

La confusion la plus répandue en matière d'alimentation consiste à croire que ce qui est bon pour la santé ne fait pas grossir. L'huile – d'olive ou non – est l'aliment qui présente la plus grosse concentration calorique. Elle comporte 99 % de matières grasses, plus encore que le beurre et la crème, composés respectivement de 82 % de matières grasses et de 5 à 30 % de matières grasses. Le reste représentant la proportion d'eau et de protéines contenue par le produit. Ce n'est donc pas parce que l'huile fait du bien à vos artères et protège votre cœur qu'il faut inonder votre filet de merlan de louches d'huile d'olive. Utilisez-la comme un condiment, en évitant qu'elle ne domine la saveur des aliments et ne modifie leur texture.

Selon votre appétit et vos besoins, vos choix de poisson peuvent différer :

— si vous êtes plutôt un gros mangeur, optez pour les poissons les plus protéinés, qui vous donneront une plus grande et plus durable sensation de satiété : thon rouge, maquereau et hareng. En revanche, évitez de les commander en entrée si vous avez l'intention de manger une viande accompagnée de féculents et un dessert par la suite. L'addition de graisses risque d'être lourde ;

— si vous cherchez à perdre du poids ou que vous ayez une digestion difficile, optez pour l'un des membres de la grande famille des poissons maigres. Tous les poissons blancs comme la sole, le merlan, le bar, le lieu... sont à consommer sans modération – mais toujours sauce à part ! Au rayon épicerie, privilégiez les poissons conservés au naturel au détriment de ceux conservés dans l'huile. Ces derniers, s'ils sont pourvoyeurs de bonnes graisses (insaturées), « restent » souvent sur l'estomac.

## *Les petits moins qui comptent*

Si vous commandez une sole ou une truite meunière : demandez-la « sèche », ce qui signifie en langage gastronomique qu'elle sera poêlée dans du beurre comme le veut la tradition mais sans en être arrosée. Le goût reste le même mais le poisson est bien plus léger et digeste.

Une exception toutefois pour un merlan frit, ou « Colbert » ou encore « en colère », l'un de mes plats préférés. Sa préparation est tellement délicate que je ne le consomme qu'au restaurant (Joël Robuchon ou Laurent Audiot, le chef de la Fontaine Gaillon-Depardieu, proposent les meilleurs de Paris, allez-y de ma part !) [1] Désarêté, pané et frit, ce plat peut se révéler « diététiquement correct » si la cuisson se fait dans une huile chaude à point. Toutefois, n'acceptez pas le petit pot de sauce tartare indissociable de cette spécialité (une fois posé sur la table, vous risquez de craquer) et ayez le courage de laisser la moitié de la croûte dans votre assiette.

Le saumon à l'oseille : demandez la sauce à part et mettez-en une larme sur chacune de vos bouchées.

Le saumon à l'unilatéral : évitez de manger la peau car c'est là que se concentrent les graisses de l'animal, sans compter que c'est généralement par sa peau que le poisson est en contact avec la graisse de cuisson.

Le bar grillé : évitez seulement de l'inonder d'huile d'olive, c'est bon pour la santé, certes, mais pas pour les

1. L'Atelier Robuchon : rue Montalembert 75007 Paris. La Fontaine Gaillon : 2, place Gaillon 75002 Paris.

hanches ! Attention, les bars sont désormais à 50 % issus d'élevage. Ils sont alors plus gras qu'à l'état sauvage. Si c'est le cas, évitez de manger les graisses blanchâtres et un peu gélatineuses qui sont concentrées autour de la queue et sous la peau.

Laissez de côté la brandade de morue, un concentré d'huile et de féculents, la quantité de poisson ne représentant souvent qu'une partie minoritaire du plat (30 % environ). Évitez également le poisson pané car la panure agit comme une éponge à graisse (il est néanmoins possible désormais de cuire le poisson pané surgelé au four mais c'est très rare dans les cantines ou les restaurants).

*La friture mise à nu*

Si le cuisinier sait ce qu'il fait, il cuira les aliments dans une huile portée à très haute température (180 °C environ), ce qui permettra une cuisson très rapide et évitera qu'ils ne s'imbibent de matières grasses. Si les aliments sont mous et huileux dans votre assiette, c'est que la température du bain n'a pas été respectée. Dans ce cas, changez de resto ou rabattez-vous, la prochaine fois, sur un autre plat. Si vous craquez pour une petite friture de calmars ou de rougets, faites-en plutôt un plat principal (à condition de l'accompagner de légumes) ou partagez une assiette à deux en entrée. Pour toutes les fritures (y compris les frites de pommes de terre), je vous conseille de privilégier les grosses pièces : plus petit est l'aliment, plus grande est la surface de pénétration de l'huile. Optez plutôt pour les rougets, sardines, céteaux, grosses frites au couteau que pour les éperlans, les anchois, le persil frit et les pommes allumettes.

Friture ou beignets ? Je vous vois déjà bondir, c'est un peu comme si l'on demandait à un moine s'il préfère les blondes ou les brunes ! Si vous cherchez à perdre rapidement du poids, passez évidemment votre tour. Mais pour ce qui est de l'objet de ce livre, c'est-à-dire vous aider à élaborer vos choix alimentaires pour définir une hygiène de vie permanente, je vous conseille les fritures plutôt que les beignets. La friture ne nécessite qu'une légère couche de farine ou de chapelure pour faire croustiller l'aliment tandis que l'enrobage de pâte à beignet agit comme une pompe à huile à la cuisson. Les beignets de légumes (aubergines, courgettes...) comme on les sert dans le Midi sont encore moins recommandés car ils sont plus poreux que le poisson et absorbent plus facilement la matière grasse sans nourrir pour autant l'estomac.

## Bien choisir ses accompagnements au restaurant

### *Des légumes à tout prix*

Au restaurant, si vous pouvez choisir votre accompagnement, privilégiez à tout prix les légumes. Les féculents sont très utiles à l'organisme mais vous aurez toujours la possibilité d'en consommer en mangeant du pain. Quels qu'ils soient, essayez de les consommer entiers ou émincés plutôt qu'en purée : un aliment mixé ou mouliné ne nécessite pas d'effort de mastication, et s'assimile plus vite qu'un aliment solide. Il reste donc moins longtemps dans votre estomac et vous risquez de ressentir plus tôt la sensation de faim. Certains nutritionnistes prétendent même qu'un légume entre dans la catégorie des sucres rapides dès lors qu'il est haché ou réduit en purée ! Je serais bien incapable de vous le démontrer (eux aussi d'ailleurs), mais dans le doute... De la même façon, les gratins, même lorsqu'ils sont constitués de légumes, sont fréquemment liés à la crème, au fromage et éventuellement aux œufs. Les légumes verts les plus souvent proposés en accompagnement sont les épinards et les haricots verts. Ils sont à consommer à volonté, sous réserve qu'ils ne contiennent pas trop de matières grasses. Les feuilles d'épinards deviennent âcres à la cuisson (ce qui n'est pas le cas des jeunes pousses mais celles-ci sont plus chères, donc plus rares) et les chefs masquent souvent cela par un ajout important de beurre ou de crème. Quant aux haricots verts, ils sont culturellement associés au beurre dans le répertoire culinaire français. Par précaution, demandez ces légumes « nature » et ajoutez vous-même une noisette de beurre ou un filet d'huile d'olive. La ratatouille est une excellente alternative tant qu'elle n'est pas trop grasse. Méfiez-vous, en revanche, des aubergines sautées et des tomates à la provençale. Ces dernières sont invariablement saupoudrées de chapelure et arrosées d'une grande quantité d'huile d'olive avant cuisson – culture méditerranéenne oblige !

### *Les pièges de la salade*

Je suis une dingue de salade. Avec le chocolat, c'est sans doute l'un des rares ingrédients qui figurent tous les jours à mon menu. Cela ne m'empêche pas de reconnaître que la salade verte peut être un piège. Difficile de ne pas être tenté de l'arroser d'une importante quantité de vinaigrette, d'autant que les salades de la grande distribution ont de moins en moins de goût. Dans ce cas, vous ne serez pas payé en retour de vos efforts car une petite assiette de salade verte assaisonnée avec deux cuillerées à soupe d'huile vous apporte 300 calories environ, deux fois plus qu'une grosse pomme de terre cuite nature (four ou vapeur). En résumé, si vous optez pour la salade au restaurant, demandez toujours la « sauce à part » et dosez-la avec raison.

Autre accompagnement de plus en plus répandu, en raison de l'américanisation de nos restaurants : le cole-slaw, cette salade de carottes et de chou systématiquement inondée de mayonnaise. L'exemple parfait de la crudité transformée en faux ami. À éviter !

### *Légumineuses, légumes secs, céréales : ne boudez pas les féculents*

Les légumineuses ne méritent pas l'ignorance dans laquelle on les tient. Peut-être est-ce dû au fait qu'elles sont apatrides ? À la fois légumes (secs), céréales et féculents,

## « Croquette » de dorade panée à l'avoine et fondue d'oignons au ketchup

*C'est un peu la version diététiquement correcte du poisson pané. Choisissez le poisson de votre choix mais évitez les poissons gras (thon, saumon, maquereau) et les poissons dont la chair est trop friable (merlan, cabillaud...). Pas un enfant ne résiste à cette recette !*

Pour 4 personnes

- 2 filets de dorade
- 2 œufs
- 150 g de farine
- 200 g de flocons d'avoine
- 3 cuil. à soupe d'huile de friture
- 20 g de beurre
- 2 oignons
- 3 brins de basilic
- une bonne pincée de noix de muscade
- 1 cuil. à soupe de ketchup
- 10 cl de vin blanc

Pelez et hachez les oignons. Faites-les revenir dans le beurre pendant 10 minutes à couvert. Versez le vin, un demi-verre d'eau, le ketchup et la noix de muscade, laissez encore réduire 5 minutes à découvert. Mixez avec le basilic pour obtenir une purée. Réservez au chaud.

Faites chauffer l'huile dans une grande poêle antiadhésive. Fouettez l'œuf, salez, poivrez. Placez les flocons dans une assiette, les œufs fouettés dans une autre et la farine dans une troisième.

Passez successivement les filets dans l'œuf, dans la farine puis dans les flocons d'avoine. Faites cuire 3 minutes de chaque côté à feu vif, baissez le feu, couvrez et laissez cuire encore 2 minutes de chaque côté. Égouttez sur du papier absorbant. Arrosez d'un filet de citron et servez avec la purée d'oignons au ketchup.

elles sont souvent appelées légumes du pauvre mais font pourtant partie des aliments les plus riches en nutriments. Elles ont les avantages de chacune des catégories auxquelles elles appartiennent mais ne peuvent être consommées en trop grandes quantités car leur richesse en amidon en fait des féculents. Leur pedigree mérite qu'on leur fasse une place de choix à table : parfois plus riches en protéines que les céréales (celles des légumes secs sont même de meilleure qualité car plus facilement assimilables par l'organisme) elles sont également mieux pourvues en fibres que la plupart des légumes frais. Leur atout principal reste néanmoins leur prodigieux apport en minéraux (fer, magnésium, potassium). Cependant, la plupart de leurs vitamines étant détruites par la cuisson, il est utile d'intégrer des légumes ou des fruits à votre repas.

### *Quels féculents choisir ?*

Pour qu'il soit parfaitement équilibré, votre repas doit comporter au moins un féculent. Si vous n'avez pas l'occasion d'en consommer dans vos plats, accordez-vous une tranche de pain ou quelques biscuits en dessert. Si vous en avez la possibilité, choisissez en priorité des pommes de terre cuites au naturel, des légumineuses, du riz nature, du blé complet, du quinoa ou des pâtes complètes. Si vous aimez les pâtes blanches (raffinées), faites-en plutôt l'ingrédient principal de votre assiette car elles appellent en général un assaisonnement riche.

Je n'ai jamais compris pourquoi les pommes de terre étaient tant redoutées de ceux qui cherchent à perdre du poids. Bien pourvues en vitamines et en fibres, elles sont parmi les rares aliments à être à la fois digestes et rassasiants. Nul doute qu'elles tiennent leur image de féculents grossissants de certaines préparations très populaires comme les chips et les frites. Il est pourtant utile de rappeler que, lorsqu'elles sont cuites au naturel (bouillies, vapeur ou rôties), elles apportent deux fois moins de calories que les pâtes et le riz, trois fois moins que le pain et près de sept fois moins que les chips ! Autant dire que, même si vous les accompagnez d'une noisette de beurre cru ou d'une cuillerée de crème, elles restent de précieuses alliées de votre forme.

Autre pilier du repas, les céréales, qui fournissent à l'organisme une précieuse énergie. Les pâtes et le riz peuvent constituer d'intéressantes sources de fibres et de sucres lents. Les Italiens, qui ont inventé l'art de cuisiner les pâtes, les servent très rarement en accompagnement des viandes mais plutôt comme un plat à part entière (voir plus loin « Les restaurants d'ailleurs – L'italien »). Cette habitude reflète un constat indiscutable : la digestion des céréales – raffinées ou complètes – est freinée lorsque celles-ci sont associées à des protéines animales, surtout celles de la viande, plus longues à digérer que celles du poisson. C'est pourquoi je vous conseillerai d'opter plutôt pour un accompagnement de légumes ou de légumes secs si votre plat principal est constitué de viande ou de poisson gras. Si l'envie vous prend de vous faire « une bonne pasta », mariez-la de préférence avec des légumes ou des légumineuses, voire des viandes ou des poissons maigres.

Comme le souligne Joël de Rosnay dans la plupart de ses ouvrages liés à la nutrition, l'association des acides aminés des céréales et des légumineuses fournit à l'organisme une source de protéines d'un intérêt nutritionnel presque égal à celui de la viande. Sans compter le faible coût de ce type de repas ! Ainsi, on constate que ce duo représente la base de l'alimentation de la plupart des peuples dans le monde : pâtes et haricots pour les Italiens (*pasta e fagioli*), couscous et pois chiches chez les Marocains, riz et haricots rouges en Amérique du Sud, riz et lentilles en Inde, mil et gombo en Afrique...

## Bien choisir ses sauces au restaurant

### *Il en existe de légères*

Notre capacité à manier et à marier les sauces a largement contribué à la grandeur de la cuisine française. Il est difficilement concevable de servir une viande ou un poisson dans un restaurant sans sa traditionnelle escorte saucière. En voulant secouer et alléger le répertoire traditionnel, la nouvelle cuisine a remplacé les roux (farine et beurre cuits) par des purées de légumes, allongé et dégraissé les jus, raccourci les temps de cuisson, cela pour mettre en valeur ce qui n'aurait jamais dû cesser d'être essentiel : le produit. Grâce à ce récent héritage, les chefs actuels ont les moyens de proposer des sauces plus légères. Néanmoins, mes régulières intrusions dans leurs cuisines des chefs m'ont amenée à constater que nombre d'entre eux continuent d'opter pour une solution simple, économique et qui ne nécessite aucun effort d'imagination : utiliser les matières grasses comme liant et vecteur de goût. Il est vrai que faire bon et léger à la fois est autrement plus délicat que de mettre une demi-tablette de beurre dans votre sauté.

### *Toujours à part*

Je n'oublie pas la promesse que je vous ai faite au début de ce livre : ne pas comptabiliser les calories et ne jeter l'opprobre sur aucun aliment. C'est pourquoi je ne vous donnerai qu'un seul conseil en matière de sauce : demandez toujours qu'elle soit servie à part, excepté pour les plats mijotés bien sûr, mais nous avons vu que ceux-là ne sont pas forcément parmi les plus riches. Si cela n'est pas possible, tentez autant que possible d'en laisser dans votre assiette et évitez de saucer. Prenez également l'habitude d'arroser vos poissons de jus de citron plutôt que de les tremper dans la sauce d'accompagnement. Le citron est également un assaisonnement délicieux pour la viande d'agneau et de veau. C'est une habitude méditerranéenne et orientale que l'on gagnerait à adopter chez nous.

*Les sauces*

La moutarde ou sauce moutarde (146 cal/100 g tout de même)
La sauce blanche (béchamel où l'eau remplace le lait)
La sauce ou le coulis de tomates
La sauce madère
La sauce andalouse (aux poivrons)
La sauce curry (pas moins grasse que celles dont je conseille un usage limité car composée pour l'essentiel de crème ou de lait de coco mais sa puissance nous évite d'en manger en grande quantité)
Les chutneys
Le ketchup : au risque de vous surprendre, c'est l'une des sauces industrielles les moins riches : pas plus de 112 cal/100 g. L'idéal est d'opter pour les versions allégées, « moins de sucre » ou spicy
Sauce barbecue (recette p. 41)
La mayonnaise et ses dérivés : sauce mousseline, sauce verte, sauces tartares, sauce cocktail, anchoaïade, aïoli (mayo + ail).
Le pistou
La sauce rouille
Les sauces à l'ail et à l'huile d'olive sont très riches : ne vous en privez pas car elles apportent une quantité intéressante d'antioxydants mais consommez-les modérément (cela vaut mieux pour vos proches !)
La béchamel ou la mornay (béchamel au fromage)
Les beurres (blanc, nantais, d'anchois, persillé, noisette, sauce poulette...)
La sauce hollandaise (beurre + œuf + citron)
La sauce bourguignonne
La sauce bolognaise (d'ailleurs inconnue à Bologne !)
La béarnaise (beurre + œuf + échalote + estragon)
Même les sauces à base d'huile d'olive comme la sauce vierge, la gribiche (vinaigrette enrichie d'œuf dur et de cornichons hachés) et la ravigote (vinaigrette aux câpres), doivent être dosées avec parcimonie.

## Fromage ou dessert ?

### *Ce petit goût sucré...*

Vous n'êtes, en aucun cas, obligé de manger un dessert. Les aliments sucrés ne sont absolument pas indispensables à notre organisme, et appartiennent le plus souvent à cette catégorie appelée « calories vides » par les nutritionnistes. Seuls les fruits ont de réels bénéfices car ils contiennent eau, fibres et vitamines. Si vous ressentez un besoin de terminer votre repas sur un « petit goût sucré », optez en priorité pour un fruit frais ou une compote (les fruits crus sont plus volumineux dans l'estomac que les compotes, mais un peu plus difficiles à digérer). N'oubliez pas non plus le plaisir procuré par un ou deux carrés de bon chocolat noir, excellent pourvoyeur de fer, de magnésium et de calcium. Pris en fin de repas il n'aura pas d'effet sur la glycémie.

Aucun fruit n'est à proscrire mais certains sont peut-être plus indiqués que d'autres selon vos priorités : si votre estomac affiche quelques signes de paresse, foncez sur l'ananas, la papaye et la pomme dont les enzymes ont la propriété d'accélérer l'assimilation des protéines. Si vous surveillez votre ligne, privilégiez les fruits les moins riches en sucres (fraises, framboises, mûres, myrtilles, kiwi, melon, pastèque, agrumes, abricots...).

Rassurez-vous, si vous n'êtes pas amateur de fruits, ou pas d'humeur frugale, il existe beaucoup d'autres desserts tout à fait recommandés par votre balance. Laissez-vous séduire sans remords par une faisselle ou un fromage blanc légèrement sucré, une pomme au four, voire une crêpe légèrement sucrée, un riz au lait ou une île flottante, du moment que vous ne lapez pas la crème anglaise jusqu'à la dernière goutte ! Bonne nouvelle, les soufflés – à l'exception du chocolat, snif ! – appartiennent à la catégorie des desserts légers.

Sur le chariot des desserts, ne vous privez pas d'une part

## Maquereaux croustillants aux groseilles

*J'adore cette recette que je cuisine souvent pour ma pomme. C'est un vrai délice, qui ne me fait pas regretter le restaurant. Pour l'alléger davantage, préparez la sauce rémoulade maison en utilisant moitié crème légère, moitié mayonnaise, et dosez-la avec parcimonie.*

Pour 2 personnes

2 filets de maquereau (éventuellement surgelés chez Picard)

200 g de céleri rémoulade

1/2 citron

1 cuil. à soupe de curcuma

30 g de chapelure grossière

1 jaune d'œuf

sel et poivre

huile

groseilles (airelles ou groseilles à maquereau)

Préchauffez le four à 190° (th. 6-7). Huilez un plat à four. Lavez le citron et prélevez le zeste, hachez-le. Mélangez la chapelure et le curcuma. Séchez les filets puis arrosez-les d'une cuillerée à soupe de jus de citron, ensuite, badigeonnez-les de jaune d'œuf un peu dilué dans l'eau. Salez. Étalez la chapelure au curcuma dans une assiette et passez les filets dedans pour bien les recouvrir de tous côtés. Posez, côté peau vers le dessus, dans le plat. Arrosez d'un filet d'huile et mettez au four. Laissez cuire 12 minutes pendant ce temps, égouttez légèrement le céleri, puis ajoutez le reste du jus de citron à travers une passoire et le zeste. Servez les filets dès la sortie du four, accompagnés de groseilles et de céleri au citron bien froid.

*Conseil* : d'inspiration nippone, cette recette est particulièrement délicate avec une chapelure de pain de mie japonaise appelée « panko », désormais disponible dans certaines grandes surfaces. À croquer !

de flan ou de clafoutis, de quelques bouchées de far breton, d'une crème caramel, d'une tarte fine aux pommes (plutôt que la tatin ou la poire bourdaloue), ou encore, accordez-vous une boule de sorbet. Attention toutefois, si les sorbets sont exempts de graisses, contrairement aux crèmes glacées, cette absence est compensée par une importante quantité de sucre.

Enfin, ceux qui n'aiment pas terminer le repas sans une douceur mais n'éprouvent pas le besoin de se remplir l'estomac avec un dessert peuvent aisément se contenter de un ou deux carrés de bon chocolat noir pour accompagner leur thé ou leur café.

### *Fromage : une question d'équilibre*

Si vous n'êtes pas « bec sucré », vous pouvez combler un dernier petit creux avec un peu de fromage. Dans ce cas, réduisez la quantité de viande ou de poisson (protéines) consommée pendant le repas. Si vous surveillez votre poids, choisissez de préférence un fromage naturellement léger. Contrairement aux apparences, plus un fromage est coulant et onctueux, moins il est gras car il est plus riche en eau (voir le chapitre « Au rayon frais – Passion fromage »), La nature est décidément bien faite car, si vous aimez les pâtes cuites longuement affinées (parmesan, comté, cantal...), leur puissance aromatique limite la tentation d'en manger de grandes quantités. Dans tous les cas, ne le commandez que si vous êtes sûr de sa qualité. Rien n'est pire qu'un morceau de fromage insipide : on est tenté d'en avaler deux fois plus ou de l'accompagner d'une grande quantité de pain pour satisfaire le palais. Au contraire, s'il est parfumé comme vous l'aimez, prenez soin de le déguster à la fourchette.

> *Avec du pain ou de la salade ?*
>
> À tout prendre, mieux vaut parfois s'accorder un petit morceau de pain avec le fromage plutôt que de s'avaler une grande quantité de salade verte, souvent enrichie de noix ou de raisins secs et toujours arrosée d'huile. Le fromage étant déjà gras, il n'est pas du meilleur effet de l'associer avec un autre corps gras. Dans le même esprit, ai-je besoin de vous préciser que la tartine beurrée escortant le fromage est une pure hérésie, gastronomique et diététique ?
> Personnellement, je ne mange plus le fromage sur du pain depuis longtemps. Je préfère le découper au couteau, prélever un petit morceau à la fourchette et laisser exprimer sa saveur aromatique en solo sur mon palais. J'avoue le savourer bien davantage ainsi. C'est un peu comme le café sans sucre, ceux qui y ont goûté ne peuvent plus revenir en arrière. Cela ne m'empêche évidemment pas d'apprécier de bonnes tartines de pain frais beurré au réveil !

## Que boire ?

### *Par la grâce de Bacchus...*

Ne comptez pas sur moi pour vous déconseiller de boire du vin. Je sais pourtant que c'est souvent la clause préalable de tout régime, le genre de postulat tellement évident qu'il n'est mentionné qu'en marge. Heureusement, j'ai été convertie au vin en même temps que j'ai abandonné ma « régimite » aiguë. À moins que ce ne soit l'amour du vin qui m'ait éloignée de ces restrictions barbares... Quoi qu'il en soit, les kilos se sont envolés par la grâce de Bacchus et, depuis ce temps-là, l'idée de ne pas pouvoir accompagner un bon dîner d'un verre de son nectar me semble proprement inhumaine. Non que j'en boive systématiquement et chaque jour, mais le plaisir de réchauffer mon estomac de quelques gorgées suffit à me mettre en joie. Toutefois, je me dois de vous conseiller la mesure dans ce domaine, surtout si nous souhaitons atteindre le but que nous poursuivons ensemble depuis que vous avez ce livre en main : faire de votre alimentation une source de bien-être.

## *Au déjeuner ou au dîner ?*

Au risque de trahir la tradition vigneronne bien ancrée dans notre pays, je serais tentée de vous déconseiller de boire au déjeuner. Bien sûr, il serait mal venu de vous en priver si vous faites un repas un peu exceptionnel, chez des amis ou dans un restaurant renommé. Dans ce cas, il vous suffira d'opter le soir pour un dîner léger et « sobre ». La règle d'or étant d'éviter de consommer de l'alcool deux fois dans la journée.

### *Le rapport plaisir/calories*

Le vin (ou toute autre boisson à consommer avec modération, à l'exemple des jus de fruits et des sodas) doit s'inscrire dans ce que j'appellerai le rapport plaisir/calories et se calculer à l'échelle de la journée. Commencez par cibler vos plaisirs favoris (fromages, pain beurré, jambon cru, raviolis, sirop de coquelicot, oreilles de cochon... ?) et répartissez-les dans la journée pour que chaque repas soit un moment de réjouissance à peu près égale et n'entraîne ni déséquilibre ni culpabilité. À titre indicatif, voici comment j'accommode ma gourmandise au fil des heures, compromis acceptable entre mes goûts, mon mode de vie et les règles de la chrononutrition édictées par le Dr Delabos[1] : fromages et pain brun ou au levain au petit déjeuner ; viandes ou poissons, féculents et légumes au déjeuner, chocolat et fruits au goûter ; poissons ou viandes maigres, légumes et vin le soir. Bien sûr tout cela n'est qu'une ligne de conduite indicative à laquelle je ne crains pas de déroger de temps en temps.

1. *Mincir sur mesure* par Alain Delabos et Jean-Robert Rapin, Paris, Albin Michel, 2005.

En matière d'alcool comme en matière de nourriture, sachez faire vos choix : à l'apéritif, accordez-vous une coupe de champagne, un verre de vin rouge ou de blanc sec (les boissons alcoolisées les moins concentrées en sucre). Pour faire votre choix, souvenez-vous que les calories sont proportionnelles au taux d'alcool. Si vous pouvez vous passer d'alcool, optez pour le jus de tomate, si répandu qu'on en trouve même dans les avions, où le choix est pourtant maigre ! N'oubliez pas que c'est une boisson acide, au même titre que les jus d'agrumes et évitez donc d'en boire à jeun. Les jus de fruits et les sodas ne sont recommandés que si vous acceptez de les « couper » avec une quantité au moins équivalente d'eau. L'intérêt de cette habitude est triple : vous consommez plus de liquide donc vous hydratez davantage votre corps, vous vous déshabituez du goût sucré et cela vous coûte moitié moins cher !

## *Si vous n'aimez pas l'eau*

J'ai toujours eu du mal à trouver un intérêt à l'eau. Pourtant, je ne suis pas sans savoir qu'il nous faut absorber au moins 1,5 l d'eau par jour. Pour pallier cette inappétence, j'ai imaginé la boisson suivante : dans un grand verre, je verse 10 centilitres de jus de fruits un peu acides (pamplemousse, orange, cranberries...) puis je remplis à ras d'eau, plate ou pétillante selon l'humeur. Un soda light maison qui se boit comme du petit-lait. À propos de petit-lait, c'est aussi délicieux avec de l'Actimel 0 %. Il suffit d'en verser une petite bouteille dans un grand verre, d'y ajouter la même quantité d'eau et quelques gouttes de jus de citron ou d'eau de fleur d'oranger. Un lassi indien maison sans les calories du yaourt au lait entier, j'adore ! Enfin pour une boisson très légère et 100 % naturelle, laissez infuser à froid des feuilles de menthe et des rondelles de citron dans votre carafe d'eau.

## *Soyons raisonnable*

Si la permissivité que je m'honore d'afficher en matière de vin ne s'étend en aucun cas aux alcools forts, je ne crains pas de vous rappeler que la raison ne doit jamais supplanter le plaisir. Gin, whisky, cognac, vodka, sont aussi concentrés en alcool qu'en sucre, mais ils peuvent remplacer le vin ponctuellement si vous prenez l'habitude de les allonger d'eau minérale. Il va de soi que le plaisir devient difficilement défendable dès lors qu'ils sont mélangés à des sirops et autres sodas !

Malgré ma très haute tolérance de l'écart, je ne saurais vous engager à boire des sodas pendant le repas. L'air qu'ils contiennent risque de provoquer des ballonnements et de freiner votre digestion. Optez plutôt pour un soda light en coupe-faim vers 11 heures.

Mais revenons-en au vin. Le vin, surtout le vin rouge de Bordeaux qui est le plus riche en tanins, est une boisson qui intéresse grandement les chercheurs en nutrition. Consommée en quantité modérée (pas plus de 2 verres par jour), elle serait l'un des constituants du *French paradox*, selon lequel les Français, qui ne se privent ni de vins ni de graisses, ont une excellente santé cardio-vasculaire. Il semblerait également que les tanins du vin, que l'on trouve aussi dans le thé et le café, freinent le développement des tumeurs. Une étude plus récente suggère que le vin rouge pourrait retarder l'apparition des maladies du cerveau comme l'Alzheimer par exemple, mais rien ne permet de l'affirmer à coup sûr.

Un petit verre ? Oui, merci, mais juste pour entretenir mes fonctions cérébrales !...

LES RESTAURANTS D'AILLEURS

La France a toujours été ouverte aux cuisines du monde et c'est tout à l'avantage de notre bien-être. Je vous propose une liste clairement subjective des types de restaurants où la nourriture est naturellement légère. Pour chacun d'eux j'ai mis en avant la spécialité la plus « diététiquement correcte » :

## Saveurs d'Asie

### *Le vietnamien*

Sans conteste l'une des cuisines les plus naturellement légères. Elle repose sur deux principes de cuisson : la vapeur et la grillade. La matière grasse est presque absente du répertoire. Les saveurs ne sont pas sacrifiées pour autant, surtout issues des marinades et des herbes. Les palais et les estomacs sensibles aux épices peuvent fréquenter sans crainte les « viets » car elles y sont utilisées avec parcimonie, ce qui n'est pas le cas des « thaïs ». Dommage qu'on ne trouve pas davantage de véritables restaurants vietnamiens en France – la plupart des enseignes asiatiques proposant, en réalité, des succédanés d'origines diverses adaptés aux goûts dits occidentaux !

La spécialité « bienfaitrice » du restaurant vietnamien : le *phô* (mégasoupe archicomplète).

### *Le thaïlandais*

La Thaïlande est le seul pays d'Asie du Sud-Est à n'avoir jamais été colonisé. Tout au long de son histoire, il a intégré les influences de ses voisins (Chine, Inde, Océanie asiatique) pour mieux se forger une identité propre, dont la cuisine est l'une des principales richesses. Nourritures instantanées, cuisine de produits frais à dominante végétale et très peu grasse : la Thaïlande offre un modèle spontané de diététique. Parmi les plus épicées du monde, cette cuisine ne peut s'exporter que dans une version très édulcorée. J'ai eu l'occasion de me promener dans le pays et j'ai été surprise de constater que les Thaïlandais mangent sans limite de quantité et à toute heure. Comment expliquer alors qu'ils soient si minces ? La recette est simple : quasiment pas de produits laitiers, peu de graisses, pas de pain (mais des glucides lents apportés par le riz), une grande quantité de végétaux et un bon apport en protéines. Tous les repas sont accompagnés d'un assortiment d'herbes, de racines et de feuilles visant à nettoyer le palais entre chaque bouchée. Cette « assiette verte » est posée sur les tables avant même l'arrivée des plats comme le sont le beurre et le pain en France. Par ailleurs, les Thaïlandais ne consomment presque pas de sucreries à table, se contentant des fruits pour clore le repas. C'est cette hygiène alimentaire qui permit à mon guide local de me dire sans aucune culpabilité qu'il mangeait entre les repas pour « ne pas s'ennuyer » ! Nous aussi, me direz-vous ? Oui, mais lui, il l'assume et, à l'heure du goûter, il avale un bol de soupe, pas un petit pain au chocolat !

La spécialité « bienfaitrice » : le bœuf mariné et grillé ou « tigre qui pleure »[1].

### *Faire son choix au restaurant chinois*

Les Occidentaux ont une fâcheuse tendance à mettre tous les restaurants d'Asie du Sud-Est dans le même panier de bambou. Intelligemment opportunistes, les Asiatiques se sont adaptés à notre ignorance et proposent sous l'enseigne de « restaurant chinois » des cartes multiculturelles mixant sans distinction les spécialités du grand frère et de ses voisins : thaï, viet, cambodgien, laotien, malais et chinois sous tous regroupés sont le titre générique de « chinois ». C'est un peu comme si nous mettions la cuisine française,

1. Restaurant Thiou : quai d'Orsay et rue Surcouf, 75007 Paris.

## Hot mie au cacao ou tartine du goûter

*Dans le top 10 des casse-croûte les plus simples et les plus équilibrés : le contraste entre une croûte fraîche et croustillante, une mie dorée et un cacao à peine fondu. À tester d'urgence.*

Pour 1 personne

20 cm de baguette

10 g de beurre demi-sel

2 cuil. à café de cacao en poudre pour petit déjeuner

Coupez la baguette de façon à retirer la croûte du socle sans prélever la mie. Retirez la mie en longeant la croûte avec un couteau à lame longue et fine. Vous devez obtenir une sorte de boudin de mie en un morceau. Écrasez le cacao et le beurre salé pour former une pâte et tartinez-en l'intérieur de la croûte. Faites dorer la mie dans le toaster et replacez-la à l'intérieur de la croûte. Croquez sans attendre.

allemande et italienne sous la même bannière. Traitons de ces « chinois » à géométrie variable qui sont les plus répandus et aussi les plus accessibles.

Les entrées : laissez-vous tenter sans hésitation par un rouleau de printemps, sorte de version light des nems. Maintenus par une légère crêpe de riz, ils mêlent nouilles, crudités, pousses de soja, crevettes ou poulet et sont servis crus. Pas la moindre trace de gras. Les raviolis sont une des spécialités les plus appréciées des Asiatiques. Détournez-vous des raviolis frits, beignets et autres « croustillants », rarement très subtils, et commandez-les dans leur version vapeur. Ceux que l'on appelle les dims-sums sont une entrée tout à fait recommandable, tant que l'on n'engloutit pas les huit paniers posés sur la table. Si vous faites le choix des raviolis en entrée, évitez le riz en accompagnement de votre plat pour que votre repas ne soit pas trop chargé en féculents. Les nems ne sont malheureusement pas très diététiques. Si, pour vous, un repas sans nems n'est pas un repas chinois (bien que ce plat soit vietnamien, *sic*), commandez une salade en même temps ou un rouleau de printemps et faites « moit-moit » avec la personne qui partage votre table. Bon à savoir : plus les nems sont gros, moins ils sont gras car la surface « rissolée » est moins importante.

Chaque pays asiatique compte sa recette de soupe : préférez les bouillons clairs (généralement thaïs ou viets) aux soupes chinoises, troubles car enrichies en amidon de maïs. Les soupes aux nouilles ou aux raviolis peuvent faire un plat principal si elles sont précédées d'une salade. Les salades, justement, ne sont pas toujours aussi anodines que leur catégorie le laisse croire. Hormis les salades viets et thaïes qui sont presque exemptes de gras, mieux vaut demander la sauce à part, car elle est souvent très abondante et riche en huile.

Le plat principal : les restaurants chinois présentent l'avantage d'offrir systématiquement une très grande variété de plats. Les cartes peuvent paraître fastidieuses à lire mais vous devez vous exercer à trouver l'idéal compromis entre prix, saveur et diététique. Procédez comme suit : choisissez d'abord la viande dont vous avez envie. Aucune n'est à proscrire, la différence calorique se faisant dans le mode de cuisson. Privilégiez les plats vapeur et les grillades ou brochettes. Plus gras, les plats sautés sont très courants dans la gastronomie chinoise. Évitez seulement ceux qui sont associés à des oléagineux (noix, amandes, cacahuètes). On est rarement déçu par un poulet sauté au basilic, un bœuf au poivre vert ou un porc au gingembre et la facture calorique n'est pas si élevée. En présentant toujours les plats de service à table, la tradition chinoise nous permet de prélever la quantité de viande désirée sans forcément entraîner toute la sauce (difficile de saucer la cassolette brûlante avec un quignon de pain !). Les poissons sont souvent chers et presque systématiquement surgelés, ce qui est plutôt positif compte tenu de la nébuleuse qui plane sur l'approvisionnement. Ils peuvent être commandés sans scrupule, en évitant l'option « au caramel » qui associe les échalotes frites et de généreuses quantités de sucre. Les viandes caramélisées ne sont, bien sûr, pas plus diététiques.

Attention, la cuisine chinoise sait cacher son jeu et les plats les plus riches ne sont pas forcément ceux que l'on croit : la chair du canard laqué est considérablement alourdie par sa délicieuse peau croustillante... difficile d'y résister car c'est là tout l'intérêt du plat. Mieux vaut éviter ce plat pour ne pas se laisser tenter. Quel que soit leur mode de cuisson, les travers de porc sont toujours entourés d'une forte quantité de graisse, et le sucre utilisé pour les laquer ne fait qu'alourdir la facture calorique. Évitez le poulet au citron, le plus souvent enrobé d'une pâte à beignet avant d'être frit dans l'huile puis sauté à la poêle (!!!). Enfin, les plats cuisinés « à l'aigre doux » sont de faux amis car, sous leur aspect inoffensif, ils sont invariablement gras et sucrés.

Si vous préférez faire un repas végétarien, les solutions ne manquent pas au restaurant chinois et elles peuvent s'avérer aussi bénéfiques pour votre santé que pour votre portefeuille :

optez pour une entrée en guise de plat principal ; celles-ci sont suffisamment copieuses pour satisfaire votre estomac. Dans ce cas, veillez à ce que l'un des deux plats de votre repas contienne des protéines (poisson, poulet, soja, œufs...). Les accompagnements ne varient presque jamais : tout le monde est logé à la même enseigne ! Vous aurez le choix entre riz nature, nouilles ou riz sautés, chop suey (légumes sautés) et légumes vapeur ou bouillis. Inutile de préciser que les légumes cuisinés sans matière grasse associés à un petit bol de riz blanc restent le meilleur choix. La version chop suey n'est pas beaucoup plus calorique. Encore une fois, tout est affaire d'équilibre : les légumes sautés sont un bon choix si vous avez commandé par ailleurs un plat cuit à la vapeur car ils vous apporteront la quantité de lipides nécessaire à votre équilibre. Les nouilles et le riz sautés ne peuvent être consommés que très occasionnellement car ils font partie des plats qui sont un point de rencontre entre graisses et sucres rapides. Et le riz cantonais, alors ? Il est un exemple amusant d'invention occidentale : inconnu à Canton, ce mélange de riz sauté, jambon, œufs et petits pois, est pourtant devenu chez nous l'emblème de la cuisine chinoise. Riche en protéines et assez gras, je déconseille de le commander en accompagnement d'une viande. Il fait en revanche un excellent plat principal, précédé d'une salade ou accompagné de légumes vapeur.

Les desserts ne sont pas le point fort de la gastronomie dite « chinoise ». N'en profitez pas pour aller chercher un chausson aux pommes à la boulangerie ! Optez plutôt pour une assiette de fruits (litchis, ananas, mangue). Si la salade de fruits baigne dans le sirop, c'est qu'elle sort sans doute de sa boîte. Ne vous l'interdisez pas pour autant, même si le taux de vitamines sera amputé de moitié, mais mangez-la à la fourchette pour éviter le sirop. Personnellement, je ne peux clore un repas chinois, thaï ou vietnamien sans grignoter quelques lamelles de gingembre confit. Le gingembre agit comme un accélérateur de digestion mais ce n'est pas parce que c'est une épice que l'on n'assimilera pas le sucre

## Spaghettis de blé et de peaux de courgettes au beurre de sauge

*On oublie trop souvent que les pâtes peuvent être un plat complet, léger et équilibré si l'on glisse quelques lamelles de légumes frais dans leur eau de cuisson. Penne et haricots verts, orechiette et brocolis ou spaghettis et courgettes au beurre de sauge : on gagne en simplicité de préparation ce que l'on perd en calories.*

Pour 6 personnes

500 g de spaghettis

3 courgettes jeunes

50 g de parmesan fraîchement râpé

une quinzaine de feuilles de sauge

80 g de beurre

sel et poivre

une poignée de pignons

Lavez et séchez les courgettes. Prélevez les peaux avec un peu de chair et taillez-les en fins bâtonnets.

Lavez et séchez à fond les feuilles de sauge. Faites fondre le beurre dans une grande poêle (deux, idéalement). Déposez les pignons dans le beurre ainsi que les feuilles bien à plat et laissez cuire jusqu'à ce qu'elles soient croustillantes (retournez-les en cours de cuisson). Retirez les feuilles de sauge et les pignons à l'écumoire et réservez-les. Faites cuire les spaghettis *al dente* dans une grande quantité d'eau salée, ajoutez les bâtonnets de courgettes une minute avant d'égoutter.

Égouttez et réservez un peu d'eau de cuisson. Versez les pâtes dans le beurre de sauge, poivrez et remuez. Ajoutez un peu d'eau de cuisson, remuez et servez dans des assiettes creuses préchauffées. Décorez avec les feuilles de sauge croustillantes et les pignons, et saupoudrez de parmesan.

qui l'enrobe. Consommez-le aussi modérément que le chocolat noir. Les beignets de fruits, le mystère, les boules coco, le nougat chinois (sauf si vous partagez votre assiette), ne sont pas vraiment les amis de la ligne et, de toute façon, vous êtes déjà en retard... Un café et l'addition s'il vous plaît !

## *Le japonais : le poisson roi*

Insularité aidant, le Japon est le seul pays asiatique dont la culture culinaire n'a pas été assimilée à d'autres. Il faut dire qu'il est peu de cuisines aussi singulières que celle des Japonais. Consommant trois fois plus de poisson que de viande, les Japonais l'apprécient cru, souvent mariné, en sushi, grillé, à la vapeur ou en bouillon, mais n'y associent jamais de sauces grasses. Crème, beurre et huile leur sont presque inconnues. Les sauces sont faites de bouillons clairs, de jus d'agrumes et de condiments comme l'incontournable sauce de soja, le shoyu. Les féculents – nouilles et riz – ne sont pas davantage associés aux lipides. Il nous est difficile d'imaginer un plat de riz ou de pâtes sans le moindre trait de beurre ou d'huile, pourtant rien n'est plus savoureux, plus nourrissant et plus digeste qu'un bol de soba (nouilles de sarrasin froides ou chaudes accompagnées de légumes, de condiments et d'un délicieux bouillon) ou qu'un riz sushi (uniquement assaisonné de vinaigre, de sel et de sucre). Les Japonais n'ont pas pour autant une alimentation exempte de gras. Ils puisent la quantité de graisses nécessaire à leur bonne santé dans les aliments eux-mêmes : thon, saumon, peau de poisson, viandes et volailles... Seule exception : ils s'accordent parfois quelques tempuras, fritures ultra-légères entrées dans le répertoire traditionnel au XVI^e siècle après le passage des marchands et missionnaires portugais.

Reste que la version occidentale du restaurant japonais, souvent réduite aux sushis, n'est pas franchement représentative de la variété et du raffinement qu'offre cette gastronomie. Le choix est bien moindre, laissant de côté la sublime cuisine cuisinée. Assurez-vous tout de même que vos hôtes sont très scrupuleux sur la qualité et la fraîcheur du poisson car les bactéries et autres parasites se logent très facilement dans le poisson cru, surtout le saumon.

## *Sushis et sashimis, un atout ligne idéal*

Presque toutes les spécialités proposées dans les restaurants japonais vous mèneront sur le chemin de l'équilibre alimentaire, au premier rang desquelles, les sushis et sashimis. Ceux qui souhaitent faire des économies de calories privilégieront les sashimis : escortés d'une soupe, d'une salade et d'un petit bol de riz, ils vous permettront de faire un repas très protéiné et léger. Les sushis nous font consommer davantage de riz mais celui-ci n'étant absolument pas additionné de matières grasses, ces bouchées restent un atout ligne idéal. Attention à les manger comme il se doit pour ne pas altérer la finesse de leur saveur : avec des baguettes ou avec les doigts (propres). Les Occidentaux ont la fâcheuse habitude de plonger le sushi dans la sauce côté riz. C'est un véritable crime pour les Japonais qui n'assaisonnent jamais le riz car celui-ci se comporte en éponge. Pour ne pas rompre l'harmonie de ces petits bijoux, seul le poisson doit être légèrement trempé dans la sauce de soja ! Délicat mais justifié.

Le « menu tempuras », même s'il affiche légumes et crevettes, reste l'option la plus riche en graisses de toute la carte du restaurant. Un chef installé en Occident n'atteindra sans doute jamais la dextérité d'un authentique maître tempura. À l'instar des maîtres sushi (sushiya), celui-ci consacre des années à l'apprentissage et au perfectionnement des techniques de friture. Le résultat est un beignet enrobé d'une pâte diaphane et cuit à la seconde près dans un mélange d'huiles végétales réputées pour leurs qualités nutritionnelles.

Enfin, les yakitoris (brochettes en réalité d'origine coréenne) sont parfaitement diététiques si vous évitez l'option bœuf-fromage. Quel que soit votre menu, n'oubliez pas la salade de crudités incluse dans le menu car la nourriture japonaise ne comprend pas beaucoup de légumes.

Côté desserts, la tentation est maigre, sauf si vous êtes amateur de haricots rouges, de pâte de riz gluant et de thé vert (personnellement j'en raffole). Les desserts japonais sont souvent sucrés, très pâteux, voire collants et parfois amers. Pour la fraîcheur sans les calories, optez pour les fruits frais, toujours proposés ou essayez une boule de glace ou sorbet au thé vert. Une expérience sensorielle à tenter et un concentré d'antioxydants.

## **L'italien** (sauf pizzerias)

Le régime alimentaire italien est unanimement considéré comme exemplaire. Très proche du fameux « régime crétois », l'alimentation traditionnelle des Italiens est à méditer : féculents en début de repas pour tapisser l'estomac et dispenser de l'énergie, viande (ou poisson maigres) et légumes ensuite pour fournir fibres, vitamines et satiété, le tout escorté d'huile d'olive et de vin rouge, dont une consommation modérée a un effet bénéfique sur la santé. Riche en féculents et peu protéinée, la pizza est assez rarement servie au restaurant, en Italie ; elle est surtout réservée à un grignotage sur le pouce ou un casse-croûte entre copains. La spécialité « bienfaitrice » : scaloppine al limone (petites escalopes de veau au citron).

### *Entrées complètes*

Les entrées sont souvent très variées et très équilibrées. Le choix ne manque pas et l'on peut aisément s'en contenter pour un repas complet. Les antipasti de légumes grillés sont plus faciles à digérer que nos crudités-vinaigrette. La salade caprese (tomate-mozzarella) est à commander pendant la belle saison des tomates (mai-septembre), ce qui évite d'avoir à arroser vos insipides rondelles d'un flot d'huile d'olive pour leur donner du goût. Demandez au serveur si le chef utilise de la mozzarella de buffle, désormais très répandue en France et incomparablement meilleure que celle de vache, sans plus de calories. Côté protéines, la bresaola, les carpaccios de bœuf ou d'espadon et la mortadelle sont d'excellents choix qui permettent de limiter les graisses tout en équilibrant l'apport de glucides que représentent les pâtes.

## *Mangez des pâtes*

Les pâtes (et les féculents en général) ont longtemps été les bêtes noires des diététiciens. Aujourd'hui, ceux-ci s'accordent à dire que les pâtes sont un aliment dont nous aurions tort de nous priver, même lorsque nous souhaitons perdre du poids. Pour bénéficier à plein de leurs avantages, prenez l'habitude d'apprécier les pâtes *al dente*, cuites à l'italienne : elles seront plus lentement assimilées par l'organisme, la sensation de faim se fera sentir plus tard et l'énergie qu'elles fournissent sera prolongée d'autant.

Les Italiens consomment traditionnellement la pasta en entrée, jamais en plat principal. Celui-ci étant habituellement constitué de viande ou de poisson et de légumes. Ce choix n'est pas saugrenu d'un point de vue nutritionnel car cela permet au repas d'apporter, en quantité équilibrée, glucides (pâtes) avant un plat principal constitué de protéines et de légumes. D'ailleurs, les Italiens font partie des populations les moins menacées par l'obésité et les plus réfractaires à l'américanisation de la nourriture. Il est toutefois difficile pour nous de reproduire le « régime » italien car la France n'est pas habituée à cet ordonnancement du repas. Ainsi, le « plat de pâtes » ou de risotto servi en France est presque toujours calibré pour constituer un plat principal, tandis que les Italiens le servent en portion largement plus réduite. Pour goûter la mode transalpine sans risquer de ressembler à un personnage fellinien, demandez s'il est possible de partager « une pâte » à deux, en guise d'entrée.

## *Une question d'équilibre*

Si vous consommez vos pâtes en plat principal, choisissez votre entrée en fonction de la sauce. Si vous avez opté pour une pasta au poisson ou à la viande (mmmh les spaghettis al ragù !), faites-les précéder d'une salade ou d'une entrée aux légumes, voire d'un peu de fromage. Les pâtes au poisson sont souvent le choix le plus diététique car elles contiennent peu de matières grasses et ne sont jamais agrémentées de fromage, cette alliance étant considérée comme « gastronomiquement incorrecte » (pas fous ces Romains, le succès de leur parmesan national ne leur est pas monté à la tête !). Si vous faites le choix d'un plat de pâtes, de riz ou de raviolis végétariens, évitez les recettes qui contiennent beaucoup de graisses et presque pas de légumes (pistou, quatre fromages, carbonara, risotto alla milanese) au profit d'une sauce tomate (demandez si elle contient des tomates fraîches même si la réponse a peu de chance d'être négative), légumes, arrabiatta ou puttanesca (olives, anchois, câpres). Dans ce cas, compensez l'absence de protéines par l'ajout de fromage et/ou une entrée faite de légumineuses, de poisson ou de viande.

Après avoir été mélangées à la sauce, les pâtes sont très souvent additionnées d'huile d'olive avant d'arriver sous votre nez. Sachant cela, je prends toujours soin de demander au serveur de limiter la quantité d'huile d'olive dans les pâtes. Une fois sur deux, j'hérite d'une grimace, voire d'une raillerie bon enfant mais le message passe quand même. « Ça ne mange pas de pain » comme disait ma grand-mère et ça me permet de m'offrir la panna cotta (crème cuite) dont je suis dingue !

## *Risottos et gnocchis*

Le risotto est en général plus gras que les pâtes, car il nécessite un sérieux apport de beurre pour être suffisamment *mantecato*, c'est-à-dire moelleux et un peu collant, comme le veut la tradition. Bannissez, dans tous les cas, les risottos enrichis de crème ou même de mascarpone qui, outre qu'ils sont le pire ennemi de votre tour de taille, trahissent honteusement la tradition. Le risotto est à consommer occasionnellement, d'autant plus que l'amidon du riz ralentit le transit. Mais pourquoi ne pas céder de temps à autre à la tentation, c'est si bon ! Appliquez-lui la même combine que celle des pâtes : commandez-le en entrée (s'il est proposé en plat, demandez une demi-portion ou commandez une assiette pour deux) mais jamais en accompagnement d'une viande ou d'un poisson. Je ne suis pas sans savoir que le risotto alla milanese escorte traditionnellement l'osso-buco mais les classiques n'ont pas que des vertus !

Les gnocchis peuvent constituer une alternative intéressante aux pâtes et au riz pour ceux qui cherchent à perdre du poids. Eh oui, je vous livre un scoop : à poids égal, les gnocchis sont largement moins caloriques que les pâtes ! Pour le comprendre, il suffit de savoir que la chair de pommes de terre (dont ils sont constitués à 80 % minimum) ne « pèse » que 85 cal/100 g contre 150 cal pour les pâtes ou le riz cuit. Certains restaurateurs les enrichissent même d'épinards ou de blettes hachées – que demander de plus ! Bien sûr cette « économie » ne vaut pas s'ils sont couverts de crème et de fromage râpé comme le faisaient nos grand-mères. Préférez donc une sauce aux tomates fraîches, un trait de gorgonzola fondu allongé d'un peu de crème légère, un filet de beurre de sauge ou encore un ragoût de légumes. Attention, toutefois, à ne pas confondre avec la version romaine, bien moins légère, préparée à base de semoule (gnocchis alla romana).

Difficile, donc, d'entrer dans un restaurant italien sans manger un plat de pasta, quel qu'il soit. Aussi, ai-je besoin de vous recommander de bouder fièrement les foccacias et autres gressins, sous peine d'alourdir considérablement votre repas en graisses et en féculents.

Paradoxalement, la population jeune et urbaine du pays commence à se laisser influencer par l'interprétation que nous avons faite de leur gastronomie, réduisant en longueur leurs repas et faisant à leur tour de la pasta un plat principal. Mais ce ne sont pas forcément ceux-là qui seront les plus minces à l'arrivée !

## *Viande maigre et huile d'olive*

Que vous les précédiez d'une pasta ou d'une entrée traditionnelle, les *secondi piatti* italiens sont, généralement, une panacée nutritionnelle : viande maigre (le plus souvent du veau) cuisinée à l'huile d'olive et accompagnée de légumes. Hormis l'hérétique escalope milanaise (dont les Milanais ne reconnaissent d'ailleurs pas la paternité !), il est difficile de faire un mauvais choix. Je passe sur les poissons pochés ou grillés, irréprochables, les *scalopine* – petites escalopes de veau – cuisinées au citron ou surmontées d'une fine tranche de parme et déglacées au vin blanc (saltimbocca), les pavés de bœuf déglacés au balsamique et accompagnés de roquette (un régal)... Seuls les plats mijotés, comme l'osso-buco, sont à consommer occasionnellement. Commencée à l'huile d'olive, puis enrichie de la moelle des jarrets de veau, la cuisson réclame une bonne quantité de matières grasses pour que la viande soit suffisamment « nourrie ». À tout prendre, préférez accompagner ce plat de pommes de terre bouillies plutôt que de tagliatelles ou de risotto, pour l'économie de calories évoquée plus haut. L'osso-buco est donc à réserver aux grandes occasions, d'autant plus que les bons osso-buco sont aussi rares chez nous que le cassoulet à Venise.

Les desserts ne sont pas le point fort de la gastronomie italienne. Si vous le pouvez, sautez cette étape au profit d'un biscotto (croquant aux amandes) ou d'un capuccino. Si vous avez néanmoins envie d'une petite douceur, optez pour un dessert aux fruits ou commandez un seul dessert pour toute la table : tiramisu, panna cotta, sabayon, dans lequel chacun plongera sa cuiller. Vous n'aurez pas à vous demander si vous pouvez terminer votre assiette, elle se sera vidée en un clin d'œil.

## Milk-cake olives-jambon

*Lisez bien, il ne s'agit pas de milk-shake mais de milk-cake, autrement dit un cake où le lait remplace l'huile, abondamment utilisée dans les cakes traditionnels. Une sorte de pudding salé, qui permet, de surcroît, d'utiliser les restes de baguette de la veille.*

Pour 8 personnes

150 g de baguette rassie
60 cl de lait entier
2 gros œufs
20 olives vertes dénoyautées
75 g d'allumettes de jambon
40 g de parmesan râpé
1/2 cuil. à café de quatre-épices
1 grosse pincée de sel
poivre
1 cuil. à soupe d'huile

Rompez le pain et couvrez-le de lait. Laissez tremper 2 heures en remuant de temps en temps pour qu'il soit bien ramolli. Mixez le pain entre vos mains ou au mixeur.

Fouettez les œufs, ajoutez le parmesan, le pain et son lait, l'huile, les olives entières, le jambon, le quatre-épices, le sel et le poivre. Versez dans une terrine et enfournez. Laissez cuire 1 h 30 à 160 °C (th. 5-6).

*Conseil* : si, vraiment, vous êtes au régime « sec », utilisez du lait demi ou entièrement écrémé.

## **Le marocain** (si, si)

Une cuisine aussi raffinée, souvent considérée comme l'une des meilleures au monde, ne peut pas être réellement néfaste pour la ligne. Si les rondeurs maternantes des dadas marocaines nous font craindre les graisses cachées de leur cuisine, c'est oublier qu'elles consomment rarement ce qu'elles cuisinent, leur alimentation étant ordinairement constituée de pain et de ragoûts faibles en protéines. En effet, les plats emblématiques comme le couscous ou les tajines sont réservés aux grandes occasions ou aux ruptures de jeûne. Reste que, si l'on parvient à résister à quelques tentations (pois chiches, raisins secs, amandes, pastilla, pâtisseries), la cuisine marocaine offre un excellent rapport plaisir/diététique.

### *Le couscous : toutes les vertus*

Les idées reçues concernant la cuisine marocaine m'évoquent une pyramide de semoule. Elles sont énormes mais très faciles à faire voler en mille petits éclats. Tout d'abord, réjouissons-nous que le plat le plus équilibré de la cuisine marocaine soit aussi le plat favori des Français : le couscous. Faisons le point : de la viande grillée, rôtie ou bouillie, des légumes cuits dans un bouillon dégraissé et les sucres lents de la semoule. Une sorte de sainte Trinité à laquelle on peut se fier presque aveuglément.

Cependant, malgré son équilibre naturel, le couscous nécessite quelques précautions de dégustation. Première règle : évitez d'en manger au-delà de votre appétit. La subtilité, la générosité et la légèreté de cette nourriture mettent inévitablement l'eau à la bouche. Sachez percevoir votre point de satiété et n'allez surtout pas finir les plats, qui sont – tradition oblige – toujours remplis au-delà des quantités nécessaires. C'est là toute l'hospitalité des Marocains. Ne leur faites pas l'offense de saucer votre assiette, ils seraient capables de penser que vous n'avez pas assez mangé !

La variété des mets qui composent le couscous impose quelques restrictions : évitez les merguez qui haussent l'addition calorique en quelques bouchées et foncez plutôt sur le poulet et les brochettes. N'oubliez pas de retirer la peau du poulet, où se concentrent les graisses, c'est d'autant plus facile que celui-ci ayant été généralement bouilli, elle est tristement mollassonne. Notre palais n'est pas habitué à la saveur soutenue du mouton, ça tombe bien ! Cette viande est encore plus grasse que celle de l'agneau, mieux vaut ne pas changer nos habitudes sous prétexte de folklore. Boudez courageusement les raisins secs ou consommez-les modérément. Même conseil pour les pois chiches, précieuse source de magnésium, fibres et sucres lents (assurant satiété et rempart contre le diabète) mais également très énergétiques. Servez-vous-en une ou deux cuillerées et passez le plat... Enfin, tapissez votre assiette de semoule mais n'y revenez pas trois fois ! Pas plus caloriques que les pâtes ou le riz, les grains sont néanmoins entourés d'une fine pellicule de beurre qui peut les rendre offensifs pour le tour de taille. Ai-je besoin de vous dire que la consommation des légumes n'est en aucun cas limitée ? Ne faites pas comme les enfants qui les laissent sur le côté de l'assiette pour les manger à la fin : utilisez-les au contraire pour calmer votre appétit. Cela vous évitera d'avaler compulsivement des cuillerées et des cuillerées de semoule.

Bien sûr, les couscous de poisson (à la tunisienne) et végétariens (parfaits pour le soir) sont d'autant plus recommandables à ceux qui veulent marier plaisir et sveltesse. Mais les occasions de manger un bon (et vrai) couscous étant malheureusement aussi rares en France qu'au Maroc, voici quelques conseils pour faire votre choix dans le reste de la carte : les tajines sont des ragoûts de viande – plus rarement de poisson – tout à fait équilibrés, d'autant qu'ils sont traditionnellement servis sans semoule, leurs légumes et autres condiments de cuisson tenant lieu d'accompagnement. Pour ne pas rester sur votre faim et craquer sur les cornes de gazelle, prenez soin de commander un tajine enrichi de légumes ou piochez dans les légumes apportés avec le couscous que quelqu'un n'aura pas manqué de commander à votre table. Le tajine offre une multitude de variétés. À choisir, évitez ceux qui contiennent des dattes (plus utiles lors d'un coup de pompe qu'en complément d'une viande), des amandes et des aubergines. Eh oui, ces dernières, si elles sont presque exemptes de calories, ont une chair spongieuse qui boit littéralement les matières grasses. Et comment être sûr qu'elles ont été préalablement bouillies ou cuites à la vapeur ? En dehors de ces quelques réserves, les tajines aux olives vertes, citron confit, poires, potiron, courgettes, sont de véritables bijoux gastronomiques à côté desquels il serait dommage de passer. La version poisson est tout aussi délectable, et permet de redécouvrir un poisson méjugé sur notre continent : le mérou, grande fierté de la gastronomie tunisienne à juste raison.

### *Quelques pièges*

Au rayon des entrées, il est utile de savoir faire le tri car, si tout est alléchant, les plats sont loin d'être équivalents d'un point de vue nutritionnel. La pastilla (un des meilleurs plats du monde selon moi quand il est réussi, c'est-à-dire presque jamais) est généralement proposée en version individuelle et frite – redoutable ! La pastilla géante rôtie au four, comme elle est servie les jours de fête, est bien moins grasse mais elle n'est disponible que dans de rares restaurants et sur commande ! Les bricks, plat tunisien passé dans le registre général de la cuisine d'Afrique du Nord, ne sont pas plus conseillés. Garnis d'œuf et de thon à l'huile ils sont ensuite plongés dans un bain de friture. Difficilement défendables quand on cherche à garder la ligne !

Restent les salades de légumes, crues ou cuites (méchouia, poivrons confits à l'ail, carottes au cumin, aubergines en purée...). Elles sont une légère et savoureuse « mise en bouche ». Une autre solution consiste à ne rien commander avant votre plat principal et à vous contenter de grignoter les olives et autres légumes confits et marinés invariablement posés sur la table.

Du côté des desserts, deux options en tout point satisfaisantes : se contenter d'un thé vert à la menthe (en le demandant peu ou pas sucré) et/ou terminer le repas avec une salade d'oranges. Foi de Julie, si vous avez suivi mes conseils, vous serez léger comme une gazelle en sortant de table !

## Le libanais

La gastronomie du Liban m'a conquise : raffinée, créative, elle est bien loin de l'image que l'on s'en fait en Europe. Les *mezze*, formule de repas qui consiste à poser sur la table une multitude de petits plats dans lesquels chacun pioche à son gré, sont réservés à des occasions spéciales. À la maison, le repas se compose généralement d'une entrée à base de légumes ou de légumineuses et d'un plat de viande mijoté, souvent au yaourt. L'intérêt de la cuisine libanaise, dans la version qui nous est livrée en France, est d'offrir un picorage ludique, convivial, essentiellement végétal et protéique. Certes, les tentations sont nombreuses mais les alternatives santé aussi ! La spécialité « bienfaitrice » : le taboulé.

### *Les mezze ou l'« art de manger longtemps »*

Rien de plus simple que de faire un repas diététique dans un restaurant libanais. Il suffit, comme d'habitude, de privilégier les recettes naturellement légères. C'est d'autant moins difficile que les Libanais excellent en l'art d'accommoder les légumes et les plantes maraîchères, crus ou cuits.

Les mezze relèvent de l'« art de manger longtemps » : le principe est de poser sur la table une multitude de petites entrées dans lesquelles chacun se servira selon son appétit et autant de fois qu'il en a le désir. Si chaque restaurant possède ses spécialités, il existe néanmoins des plats appartenant au registre classique que vous êtes sûrs de trouver à peu près partout.

Servez-vous à volonté des plats ci-dessous : haricots verts en salade, fattouche (salade de crudités au pain grillé), caviar d'aubergines (baba ghannouj), côtes de bettes au sésame, concombre au yaourt... et le taboulé.

Le taboulé libanais, le seul, le vrai, est bien éloigné de l'interprétation qu'en ont faite les Occidentaux. Le taboulé est une salade toute verte. La base en est le persil plat. Ciselé ou haché, il se mange comme un légume – il faut compter presque un bouquet par personne. Il est agrémenté de feuilles de menthe hachées, de blé entier concassé appelé « boulgour », de cubes de tomates, d'oignons et de jus de citron. Un concentré de régime crétois.

Pour être savoureux, le taboulé ne doit pas être préparé trop longtemps à l'avance et surtout ne pas être inondé d'huile d'olive. Un trait suffit pour « enrober » tous les ingrédients. Outre son pouvoir rassasiant et son faible coût calorique, sa richesse en citron facilite la digestion et constitue une fabuleuse réserve de fer ; en effet, la capacité de notre organisme à fixer le fer contenu dans les aliments dépend en grande partie de ceux auxquels nous les associons. Aussi, bien que le persil soit le végétal le plus riche en fer (si si, bien plus que les épinards ou tout autre légume vert), il reste néanmoins loin derrière la viande rouge dont le fer est mieux retenu par notre organisme. Heureusement, la vitamine C (dont les agrumes regorgent) a le pouvoir de fixer le fer des végétaux, faisant du taboulé le champion des pourvoyeurs de fer. Bien se nourrir, c'est aussi connaître les bonnes combinaisons alimentaires. Dans les mezze, consommez avec plus de mesure les préparations à base de pois chiches et autres légumes secs, mais ne vous privez pas de goûter une cuillerée de hoummous, l'incontournable purée de pois chiches à l'ail et au sésame. Les salades à

## Poulet vapeur farci aux trois herbes

*On connaît le poulet rôti, grillé, poêlé, poché, mais l'on oublie qu'il s'accommode volontiers de la cuisson vapeur. Pour cette recette, je me suis inspirée d'un classique marocain que j'ai légèrement interprété. Cette technique a l'avantage de garder le moelleux des chairs en éliminant le maximim de matières grasses. Évitez les poulets de batterie, car leur graisse n'a pas le temps de persiller les chairs, et l'animal réduirait comme peau de chagrin.*

Pour 4 personnes

1 poulet fermier de 1,5 kg environ

10 cl de crème liquide allégée

1 gros bouquet de persil plat

1 bouquet de coriandre

1/2 bouquet de menthe

1/2 citron

1/2 citron confit (25 g environ)

1 gros oignon

2 gousses d'ail

1 cuil. à café de curcuma (ou raz el-hanout)

2 cuil. à café de sel

Légumes :
1 coing
3 carottes
2 topinambours

Lavez et séchez les herbes, coupez les grosses tiges, effeuillez la menthe. Pelez l'oignon, coupez-le en 8, pelez l'ail. Mixer le tout par à-coups pour éviter d'en faire une purée. Ajoutez le citron confit coupé en dés, le curcuma et une cuiller à café de sel. Farcissez le poulet avec le mélange. Frottez sa peau avec le reste du sel. Bridez-le et déposez le croupion du poulet en suspension sur les rondelles de citron pour éviter que les jus ne s'écoulent. Faites cuire 1 h 30 à la vapeur. Pelez les légumes et le coing, coupez-les en morceaux égaux et déposez-les autour du poulet. Découpez le poulet, prélevez un peu du jus et du mélange d'herbes et fouettez-le avec la crème et le jus du 1/2 citron. Servez à part, accompagné des légumes.

*Conseil* : variez les légumes et les fruits en fonction de la saison.

base d'aubergines sont délicieuses, mais la quantité d'huile d'olive peut varier de l'ultra-diététique au supercalorique. Un conseil : goûtez et jugez de l'opportunité d'y replonger votre cuiller selon l'épaisseur du film gras laissé sur le palais !

Le kibbé et ses dérivés sont peu connus en dehors des frontières du Liban. Il n'est pourtant pas loin d'être le plat national. Liaison heureuse entre viande et céréales, le kibbé se prépare le plus généralement avec du mouton et du bourgol (blé complet concassé, précuit et séché). Ce mélange est frappé dans un mortier à l'aide d'un pilon en bois jusqu'à l'obtention d'une pâte fine et très souple. Il ne faut pas moins d'une demi-heure d'exercice pour atteindre une symbiose parfaite entre les aliments. Le kibbé présente d'infinies variations : nature ou mêlé d'oignons et d'épices, farci ou plein, à la viande ou végétarien, rôti, grillé ou frit... Les boulettes de kibbé servies en Occident sont généralement frites, la sagesse impose donc de n'en croquer que quelques bouchées. Bien plus diététique, la version rôtie en galette est un régal. Enfin, n'hésitez pas à demander un « kibbé nayyé », la version crue de cette préparation. Vous vous ferez bien voir du restaurateur et découvrirez un plat d'une rare subtilité.

Ne forcez pas sur les feuilles de vigne : à la farce traditionnelle composée de riz généreusement assaisonné, les Libanais aiment ajouter des pois chiches. C'est une entrée très énergétique, à consommer en priorité lors d'un repas végétarien pour remplacer les protéines animales.

Les falafels sont de délicieuses boulettes faites de purée de pois chiches et de fèves sèches frites dans l'huile, ce qui en fait de véritables « bombes caloriques ». Ne vous en privez pas pour autant et appliquez la méthode libanaise : « Il faut manger un tout petit peu de beaucoup. »

Les friands et autres mini chaussons (samboussik). Garnis d'épinards ou de mouton et de pignons, ils sont généralement appelés en français « rissolés farcis ». Ai-je besoin de vous faire un dessin ?

Les pizzas à l'orientale : les boulangers libanais cuisent eux-mêmes ces délicieuses galettes garnies de viande hachée, d'épinards, de fromage ou d'herbes et de sésame que l'on mange à toute heure de la journée. La pâte brisée est l'ingrédient principal de ces galettes, c'est pourquoi je vous conseille de les consommer avec modération ou en remplacement du pain.

### *Viande ou dessert*

Si l'appétit ne vous a pas quitté après les agapes des mezze, n'hésitez pas à commander de la viande grillée. Traditionnellement accompagnée de pita, elle s'arrose de jus de citron et s'accommode d'un peu de purée d'ail. Un modèle de régime méditerranéen !

Les desserts libanais sont, selon moi, parmi les plus délicats du Moyen-Orient. Appliquez le principe des mezze pour satisfaire votre curiosité sans risquer de terminer votre assiette : commandez pour toute la table un flan à la fleur d'oranger, préparé à base de farine de riz et de lait, et accompagnez-le de fruits frais, confits et séchés. Je vous déconseille de vous laisser tenter par les beignets et autres desserts à base de semoule, de poudre de noix ou de cheveux d'ange, très sucrés et donc dangereusement addictifs !

Parmi les restaurants à fréquenter plus occasionnellement si vous surveillez votre ligne : l'américain, l'indien, l'espagnol et le sud-américain.

## GÉNÉRATION GRIGNOTAGE : MANGER VITE MAIS BIEN

Les diététiciens commencent à peine à prendre en compte l'incapacité d'une grande partie d'entre nous à rentrer déjeuner chez soi. Ils prodiguent enfin des conseils pour bien se nourrir à la cantine ou au resto. Il est bon de rappeler qu'il n'est pas nécessaire de s'extraire de la vie sociale pour maintenir son poids, ni même pour maigrir. En nous obligeant à une alimentation portionnée et policée (on évite de manger debout, vite et n'importe comment), le restaurant représente un garde-fou précieux contre les dérapages alimentaires.

Pour lutter contre les kilos : ralentissez ! Que vous déjeuniez au bureau ou que vous optiez pour les nourritures nomades, n'oubliez pas qu'il est indispensable de s'octroyer une pause pour prendre son repas. L'augmentation vertigineuse du poids moyen des Occidentaux est proportionnelle à la diminution du temps consacré à la cuisine et à la consommation des repas. Évitez à tout prix le sandwich avalé en marchant : la satiété ne se déclenchant qu'au bout de vingt minutes, si vous mangez trop vite, vous serez tenté de manger plus. Par ailleurs, si vous mangez debout, la digestion ne sera pas facilitée.

Pas de panique, je ne vous conseille pas pour autant de vous ruiner au restaurant et de passer des heures à table chaque jour. Contrairement aux idées reçues, il est très facile de bien se nourrir à la boulangerie ou dans les innombrables « fast », sandwicheries ou saladeries, qui fleurissent dans les centres-villes. Chez vous, sur un banc dans un jardin public, attablé à votre bureau..., prenez soin de vous asseoir et évitez de travailler pendant que vous mangez. Quel que soit votre repas, il est essentiel d'accorder de l'attention à votre nourriture.

## Déculpabilisez-vous

Mon expérience m'a enseigné que minceur et bien-être ne résultent pas seulement d'un calcul rationnel lié à la quantité de calories absorbée ; c'est aussi, et surtout, affaire d'état d'esprit, de déculpabilisation et de plaisir. J'ai le souvenir de cette jeune mère de famille dont le repas de midi se bornait à terminer les restes des assiettes de ses enfants, pour ne pas

« perdre du temps et ne pas gâcher ». Non seulement elle ne prenait aucun plaisir à manger mais elle gardait de ce moment le seul souvenir du sacrifice, faisant de la nourriture un handicap plutôt qu'une alliée. Paradoxalement, ce n'est pas en vous privant et en sacrifiant l'heure du repas que vous gagnerez votre passeport pour la ligne. C'est autant d'énergie gâchée et d'efforts voués à l'échec car c'est oublier que la table, synonyme de pause et de partage, reste encore le meilleur endroit pour manger !

Pour réussir à contrôler vos choix et vos prises alimentaires, n'oubliez pas qu'il est indispensable de nourrir autant votre cerveau que votre estomac. Donnez à votre cerveau le maximum de « signes » pour qu'il comprenne que votre corps reçoit de la nourriture. Pour cela, un seul moyen : ne jamais manger distraitement, porter de l'attention à ce que l'on mange pour en tirer le maximum de plaisir. Si la plupart des cuisinières déclarent qu'elles n'ont plus faim après avoir cuisiné, c'est bien parce que le cerveau est partiellement rassasié par les gestes et des odeurs de cuisine. Essayez, vous aussi, de commencer par vous nourrir du plaisir de manger. Selon moi, une des causes de l'obésité des Américains est leur idée bien ancrée que la nourriture ne sert qu'à remplir une fonction vitale. Une conception culturelle bien éloignée du discours gastronomique français et européen.

Les Français – pour lesquels manger est avant tout un acte social – apprécient de passer plusieurs heures à table. Grâce à cette habitude, nous réduisons, étalons et équilibrons nos prises alimentaires. Mais il est également indispensable de choisir des aliments que vous appréciez, en privilégiant la qualité plutôt que la quantité. Plus vous mangerez avec plaisir, moins vous ferez de la nourriture un objet de convoitise. C'est la seule et unique façon de vous réconcilier avec la nourriture. Ce n'est pas un scoop : prendre son pied fait maigrir !

### *Ça bouge dans les fast*

Mon mot d'ordre étant de ne rien s'interdire en matière d'alimentation, il faut savoir choisir ses priorités et ne pas s'empêcher de craquer parfois pour de la fast-bouffe. Tant que vous n'oubliez pas qu'il s'agit là d'un extra... En résumé, si vous sortez des sentiers battus de la diététique, il est impératif que cela vous fasse vraiment plaisir, sinon ça ne vaut pas le coup. Le coût ? Justement : des calories, des graisses (beaucoup trop par rapport à un repas traditionnel) et des sucres en quantité (n'oublions pas que les sucres des pommes de terre deviennent « rapides » lorsque celles-ci sont frites). Je le répète néanmoins : aucun aliment ne doit être diabolisé. Un détour par le fast ne ruinera pas nos efforts de la semaine si l'on évite la barre chocolatée de 18 heures et la maxi-pizza le soir. Tout est possible à condition de respecter un certain équilibre journalier.

### *Du mieux du côté de la qualité*

Il faut savoir que les grandes marques de fast-foods ont fait quelques concessions à la diététique, ces dernières années, contraintes par la pression de l'opinion et des pouvoirs publics. Elles ont accru les contrôles sanitaires, engagé des nutritionnistes à plein temps et proposent aujourd'hui des choix alternatifs au traditionnel double-cheese-grande frite-Coca.

Un gros effort a été fait au rayon des salades : au-delà de la salade du chef, épaule-emmental-œufs durs (protéinée mais très riche en graisses), on trouve des salades au poisson (crevettes, saumon, colin), au poulet grillé, par exemple la salade César au poulet grillé plutôt qu'au poulet « croustillant » et donc pané, ou aux légumes : maïs, carottes, fromage. Les sauces des fast-foods ont généralement pour ingrédient principal l'eau – rentabilité oblige. À moins que

## Pilaf de quinoa aux asperges

*Un concentré de fibres et des bonnes protéines. Selon la saison, n'hésitez pas à remplacer les asperges par des dés des légumes de votre choix : courgettes, céleri, tronçons de haricots verts.*

Pour 4 à 6 personnes

250 g de quinoa rouge ou blanc

250 g d'asperges vertes

20 g de beurre

2 cuil. à soupe d'huile d'olive

1 oignon

1 cube de bouillon de poule

Faites tremper le quinoa ou rincez-le plusieurs fois. Pelez et hachez l'oignon. Lavez et nettoyez les asperges (retirez les petites languettes et coupez les pieds durs), coupez-les en quatre après avoir gardé les pointes de côté et hachez-les au mixeur. Faites fondre les oignons avec l'huile d'olive à feu doux. Ajoutez le quinoa égoutté et remuez 2 minutes. Ajoutez les asperges puis émiettez le cube de bouillon. Couvrez d'eau bouillante, remuez et laissez absorber. Ajoutez de l'eau jusqu'à ce que ce soit cuit (20 min. environ). Ajoutez le beurre en morceaux, poivrez légèrement et servez.

vous ne soyez réfractaire à tous les exhausteurs de goût utilisés pour remplacer le gras, ne vous privez pas d'arroser votre salade de la sauce de votre choix.

Bien sûr, ces options sont acceptables pour les mamans qui accompagnent leurs bambins ou pour les accros du régime mais elles laissent de marbre les inconditionnels du « Big », ceux qui aiment le goût, l'odeur, le gras, le vrai, le lourd, et qui n'impriment pas la colonne salade. Car il faut bien dire que le plaisir du fast est là : dans ces nourritures interdites. Pour ceux-là, il y a quand même des trucs pour limiter les dégâts :

## *Les bons choix au fast-food*

À privilégier : le hamburger simple (le moins cher et le plus équilibré). Les affamés peuvent éventuellement opter pour deux hamburgers : plus de pain mais moins de graisses. Évitez le mariage de salade composée et de hamburger, trop riche en graisses.

La frite ? Si on ne peut en démordre, on choisit le petit modèle, idéalement partagé à deux pour limiter les dégâts sans s'interdire ce plaisir. Nouveauté intéressante : les « de luxe potatoes », tranches de pommes de terre cuites au four avec la peau (c'est là que se logent les vitamines et les fibres), qui sont plus grosses donc moins grasses que leurs petites cousines car la surface en contact avec l'huile de friture est moins importante. On trouve désormais dans les fast-foods des mini-carottes en sachet à croquer. Une heureuse solution alternative aux frites qui vous conserve le plaisir de grignoter avec les doigts.

Pour le dessert, si on a le courage, on opte pour la salade de fruits, ou, comme moi, on stocke dans son sac à main de petits carrés de chocolat noir emballés individuellement. Les milk-shakes et autres sundaes sont davantage des desserts liquides que des boissons. À éviter. Surtout en cas de problème de digestion.

L'idéal est d'accompagner son repas d'eau plate ou de

s'offrir un soda light en guise de dessert (là aussi, prenez l'habitude d'acheter une canette pour deux) pour finir sur un goût sucré. Attention aux jus de fruits, rarement pressés à la minute, donc aussi faibles en vitamines qu'ils sont riches en sucres.

Limitez le cheese (même double...), MacChicken, et autres Royal ou Double. Les filets O' Fish ou King Fish comportent une proportion de poisson bien maigre comparée à celle des sucres et graisses apportés par la panure, le petit pain et la sauce tartare. Les nuggets de poulet et les croquettes de poisson sont aussi à éviter : l'huile de ces beignets évince les qualités nutritionnelles du poisson et de la volaille. Éliminez les grandes frites, au risque de voir l'addition s'alourdir méchamment.

Une petite barquette de sauce barbecue n'a jamais tué personne mais évitez d'ajouter mayonnaise, béarnaise et autres tartare à des plats déjà saturés en graisses.

## *Les fast-good*[1] *: arrêtons de mâcher de l'air !*

Lecteurs de magazines ou téléspectateurs, nous sommes aujourd'hui saturés de messages nutritionnels, et aucun de nous ne peut échapper aux grandes lignes de la diététique ! Si cette avidité de bien-être a permis le développement de nourritures santé, elle a toutefois aussi entraîné quelques abus, conséquences de la détresse et de la crédulité des candidat(e)s à la minceur.

Pour fondre à vue d'œil, les plus atteints par la paranoïa alimentaire sont capables de se contenter d'un fruit ou d'une petite salade de crudités en guise de repas. Pris ponctuellement, ces repas frugaux peuvent permettre de compenser un dîner copieux. Pratiqués régulièrement, ils peuvent nuire gravement à la santé, au moral et aux fonctions intellectuelles. Sans aller jusqu'aux extrêmes, nous sommes

1. Marque déposée par le célèbre cuisiner catalan Ferran Adria (El Balli) pour identifier une chaîne de restaurants rapides proposant une alimentation saine et équilibrée servie dans un cadre de fast-food.

nombreux à troquer un déjeuner dans une brasserie ou une cantine contre un repas pris à la table d'hôte d'une saladerie ou au bar d'un snack bio. Nourritures saines, ambiance zen, produits exotiques chic... à défaut de nous même, notre conscience s'allège ! Si l'intention des restaurateurs comme celle des clients est généralement louable, que se cache-t-il derrière cette nouvelle morale alimentaire ? Bien sûr, les plats y sont largement plus équilibrés, plus variés et moins sucrés qu'au fast-food. Toutefois, il serait dangereux de penser que l'on peut tout y manger les yeux fermés. L'étiquette « nature » ou « diététique » ne représente assurément pas un blanc-seing nutritionnel, et un minimum de vigilance s'impose.

Il me prend souvent de questionner mes amis sur ce qui les pousse à fréquenter ces lieux de grignotage éthique, et je m'amuse d'entendre que le bio, le light et le « sain » s'entremêlent gaiement dans les esprits. Si l'avènement de ces fast-foods alternatifs représente un progrès salutaire, il est indispensable d'en acquérir une grille de lecture pour les consommer à bon escient. J'ai encore le souvenir de cette salade dite « complète » d'une rare fadeur, mêlant céréales et légumes crus. Achetée 6,50 € dans un fast-food bio parisien (le prix d'une viande garnie dans un café), elle ne se faisait remarquer que par son goût acide et sucrailleux de – mauvais – vinaigre balsamique, tapissant le palais d'un voile de gras persistant. Beaucoup de femmes autour de moi s'en contentaient pour déjeuner, pensant secouer ainsi les kilos ennemis. Elles ignoraient qu'elles absorbaient autant de calories qu'en mangeant une part de plat mijoté, l'énergie et l'effet rassasiant en moins.

Mais alors, que manger dans les restaurants diététiquement corrects ? Difficile de donner des conseils précis tant les concepts fleurissent : salade bar, sandwichs du monde, épiceries comptoir, french deli, etc.

Au snack chic comme à la cantine, le conseil est toujours le même : privilégiez les protéines, évitez les nourritures trop lourdement assaisonnées et les fritures, foncez sur les soupes (mais méfiez-vous des veloutés), évitez le pain si vous consommez des céréales. Quel que soit votre choix, essayer de composer le repas le plus varié que vous pouvez.

Il est amusant de constater que les desserts qui figurent à la carte de ces néorestos sont souvent plus gourmands qu'ailleurs. Ayant l'impression d'avoir mangé légèrement, les clients que nous sommes sont très souvent tentés de s'accorder une récompense : « Je l'ai bien mérité ! » Le résultat est un repas trop riche en sucres (glucides) et pauvre en protéines, qui risque de provoquer un coup de fatigue dans l'après-midi. Le meilleur conseil que je puisse vous donner est de focaliser votre gourmandise sur le salé et de vous accorder un dessert de temps en temps, en privilégiant ceux qui sont à base de fruits.

## *À la « boulange » et dans les sandwicheries*

C'est à la boulange que je me suis initiée à la restauration « sur le pouce ». Après avoir eu la maison et la cantine pour seules expériences culinaires, la boulange me catapultait dans l'univers des grands, jugés aptes à déjeuner « dehors ». La boulange offrait un parfait compromis entre proximité, prix et gourmandise. D'une boulangerie à l'autre, les possibilités variaient peu. Quand je pénètre aujourd'hui dans l'un de ces sanctuaires du grignotage à la française, je ne peux m'empêcher d'être amusée par la profusion de pains et de garnitures des sandwichs, le choix de salades, sans parler des tartes et alternatives exotiques. J'ai parfois l'impression d'avoir vécu dans un autre siècle tant les options étaient alors limitées.

À 11 heures, je commençais déjà à réfléchir à mon menu. Si le choix était réduit, cette anticipation augmentait considérément mon plaisir (la gourmandise va se nicher n'importe où !) : jambon, gruyère ou thon-crudités ? Ce dernier était mon préféré mais son prix en faisait une exception. Une barre de céréales ou un demi-paquet de biscuits tenait invariablement lieu de dessert et l'eau minérale ne résistait pas longtemps face à la tentation du Coca. Aux beaux jours, ce repas était grignoté en flânant devant les vitrines des magasins. Quand le temps était plus frais, nous avalions notre sandwich en quelques bouchées sur le trajet de l'école. Quand je pense à ce « régime », je ne m'étonne pas d'avoir écopé d'une belle poignée de kilos à l'adolescence.

### *Mes récréations alimentaires*

Ma connaissance de la diététique et mon inclination récente pour les nourritures saines ne m'ont toutefois pas éloignée de la boulange. Certes, je n'y déjeune plus que très occasionnellement car mon métier m'impose de fréquenter assidûment les restaurants. J'y passe néanmoins volontiers mes « récréations alimentaires », me libérant du modèle de restauration traditionnelle comme autrefois je m'affranchissais de la cantine.

Je reconnais avoir autant de facilité à composer un menu équilibré que j'en avais autrefois à avaler n'importe quoi. Une preuve supplémentaire que rien n'est interdit et que tout est affaire de choix ! Quels que soient les vôtres, n'oubliez pas que le cadre et le rythme de votre déjeuner influent autant sur votre corps que la nourriture que vous absorbez. Profitez de la liberté qu'offre le repas nomade pour vous installer dans un environnement agréable (parc, terrasse...) et manger calmement. Rien ne vous empêche d'aller ensuite faire vos courses ou de vous promener.

Privilégiez les sandwichs préparés avec du pain complet (blé, épeautre, seigle) éventuellement enrichis d'autres céréales complètes. Attention toutefois aux pains spéciaux enrichis de fruits secs. Ils doivent être considérés comme un « extra » car ils sont souvent bien plus riches en graisses et en sucres que les pains nature.

Dans les « wraps » ou sandwichs roulés, la garniture est étalée sur du pain mou style tortilla ou pain lavash et roulée en gros cigare. Très fin, le pain diminue en quantité au profit de la garniture.

## Pancakes aux flocons d'avoine

*Impossible de me résoudre à éviter les pancakes pour cause de ligne. Alors j'ai imaginé la version digeste, riche en fibres et pauvre en matières grasses. « Désolée, je vais prendre des pancakes car je surveille ma ligne ! » – scène de la vie ordinaire d'une gourmande.*

Pour 4 personnes

75 g de farine complète
100 g de farine blanche
1 gros œuf
25 cl de lait demi-écrémé
75 g de flocons d'avoine en ronds
1 cuil. à soupe d'huile
2 cuil. à soupe de sucre
1/2 cuil. à café de levure chimique (ou 1 de bicarbonate)
1 pincée de sel
beurre
sirop d'érable ou marmelade ou purée de fruits

Mélangez les farines, l'avoine, le sucre, la levure et un peu de sel. Incorporez l'œuf, l'huile, puis le lait progressivement. Entreposez 15 minutes au moins au réfrigérateur.
Répartissez la pâte en 8 pancakes dans une poêle beurrée. Laissez cuire 2 ou 3 minutes de chaque côté à feu doux et servez sans attendre. Faites fondre du beurre et arrosez de sirop.

Le sandwich au jambon blanc est plus riche en protéines et généralement moins gras que le sandwich au fromage. C'est la combinaison en proportions idéales de glucides, lipides et protéines. Seule variable calorique : le beurre. Si celui-ci a été tartiné à la truelle, ayez le courage d'en retirer un peu à l'aide d'une petite cuiller en plastique par exemple. S'il ne contient pas de crudités, votre sandwich doit être accompagné de légumes et/ou de fruits pour que votre repas soit équilibré en fibres et en vitamines.

Si elle constitue votre plat principal, la salade doit être complète (avec protéines : jambon, foies de volaille, poulet, thon, œufs ou fromage). La niçoise et la grecque sont naturellement très équilibrées, à condition de ne pas saucer le fond du saladier !

Les salades dénuées de protéines, type crudités, pâtes ou riz et condiments peuvent être un précieux apport de glucides (sucres lents) mais doivent être impérativement associées à un plat de protéines (l'élément bâtisseur de notre corps, qui consolide nos muscles). De plus, l'absence de saveur des légumes (souvent de médiocre qualité) entraîne les industriels ou commerçants à charger ces plats diététiques en vinaigrette et donc en corps gras. Sachant que les carottes sont un des légumes les plus sucrés, vous comprendrez qu'une barquette de carottes râpées est bien plus riche en sucres et en graisses qu'il n'y paraît.

Plus riches encore sont les rémoulades et autres macédoines liées à la mayonnaise qui n'ont de diététique que leur base légumière. Mes trucs pour pallier cet arrosage automatique de sauce : à la maison, j'égoutte les légumes dans une passoire et les presse pour en extraire le maximum de vinaigrette que je remplace par un filet de citron, des herbes ciselées ou des épices (mmm ! quelques grains de cumin sur mes carottes râpées !) ; en dehors de chez moi, je les comprime contre un coin de la barquette à l'aide d'une fourchette, puis je jette l'excédent de sauce.

Ne vous privez pas de pan-bagnat, dont la recette traditionnelle ne comprend pas de mayonnaise.

En revanche, vous devez limiter certains sandwichs végétariens (type crudités-mayo), qui sont riches en graisses et pauvres en protéines. Préférez les crudités-thon ou légumes grillés-jambon, nettement plus équilibrés et rassasiants. Ceux avec du pâté, rillettes ou saucisson sont trop gras et trop salés. Au jambon cru : salée et séchée, parfois fumée, cette viande a perdu son humidité et s'est concentrée en graisses et en sel... À consommer occasionnellement ou en plus petites quantités que le jambon blanc.

Le choix du pain est également important : le pain brioché, pains au lait ou pains italiens (pain toscan, ciabatta, focaccia...) contiennent parfois jusqu'à 15 % de graisse. Privilégiez les pains de mie, pain aux céréales ou polaire.

Évitez les quiches, sauf si vous laissez une partie de la pâte. Ne croyez pas que les quiches aux légumes soient plus diététiquement correctes que la traditionnelle lorraine. Au contraire, les matières grasses de la crème et des œufs n'y sont pas moins présentes tandis que vous ne bénéficiez pas de l'effet revigorant et rassasiant des protéines.

Même chose pour les friands, feuilletés, chaussons et autres croissants farcis, concentrés de graisses et de calories « vides » pour votre organisme.

La pizza peut être tolérée si vous prenez une petite part de margherita (la plus légère) et que vous l'accompagniez d'une salade composée.

Tout est affaire de quantité... et votre alimentation doit s'équilibrer à l'échelle de la journée. Si vous n'avez déjeuné que de deux tranches de jambon et d'une salade, rien ne vous empêche de vous offrir une part de tarte aux fruits, voire de gâteau au chocolat. Mais si celui-ci vient couronner un repas déjà riche en graisses et en féculents, la ligne rouge risque d'être rapidement franchie. À vous de peser le lourd et le contre. Entre nous, quelques biscuits en guise de dessert n'ont jamais tué personne, mais dans tous les cas, évitez les gâteaux « à la part » (gâteaux, tartes, palmiers, macarons...). Il est impossible de résister à l'envie de les manger jusqu'à la dernière miette, et ils sont souvent très copieux. En revanche, je vous conseille vivement d'acheter un gâteau pour deux ou trois. C'est plus convivial, et l'on est sûr de ne pas l'avaler en entier !

*Rien n'est interdit... même les viennoiseries ?*

Je m'étais pourtant juré de ne jamais rien bannir totalement de mon « non-régime » mais là, franchement, je ne vois qu'une montagne de calories vides... Remplacez le pain au chocolat qui fait votre dessert par un pain au lait nature ou l'un de ces petits pains spéciaux (céréales, noisettes, raisins, etc.), moins gras et plus riches en nutriments que n'importe quel chausson aux pommes.
Le flan ? Le clafoutis ? Un mélange d'œufs, de lait demi-écrémé et de fruits qui ne pèse pas si lourd sur la balance. L'éclair est admis, à la grande limite, ainsi que la gaufre bruxelloise, plus légère et moins sucrée que la version liégeoise, nature ou sucrée très légèrement.
Dans tous les cas, n'oubliez pas qu'un petit écart de temps en temps permet de limiter les dégâts causés par les frustrations !

Revenons sur le Coca et autres sodas. Ne vous abreuvez pas de boissons light. Allégés ou pas, les sodas font gonfler l'estomac et entretiennent l'affection de notre palais pour le goût sucré (parfois plus soutenu encore que dans les produits contenant du « vrai sucre »). Cependant, j'ai pour habitude d'en boire quelques gorgées à la fin de mon repas. Cela me permet de digérer plus facilement et de terminer sur un goût sucré.

Les jus de fruits industriels sont parfois deux fois plus caloriques que les jus de fruits frais, compte tenu de leur teneur en sucre ajouté. Aux « nectars » auxquels on peut ajouter jusqu'à 20 % de sucre et d'édulcorant préférez les smoothies, ces purées de fruits onctueuses très en vogue, ou les « purs jus » qui garantissent un jus 100 % fruit, non déshydraté.

## Le café, la crêperie, la pizzeria

Les villes fourmillent de petits restos où il est très pratique de s'arrêter pour déjeuner, sans que l'emploi du temps et le portefeuille en pâtissent. Chacun de ces endroits offre un choix suffisant pour qu'il soit aisé de composer un menu équilibré et de le renouveler régulièrement.

### *Les bons choix*

Si l'omelette est devenue un plat universel, c'est autant affaire de prix et de commodité que de nutrition. Les œufs fournissant d'excellentes protéines bon marché, ils sont adoptés par presque toutes les civilisations majeures. En garniture, jouez comme vous le souhaitez avec les herbes, les champignons et le jambon. Alternez de temps en temps avec l'option fromage et accompagnez systématiquement votre omelette de légumes ou de crudités. Il est entendu que les œufs coque, plats ou brouillés sont tout aussi intéressants d'un point de vue nutritionnel mais ils sont plus rarement à la carte des cafés.

Si vous avez le temps et les moyens de vous offrir une entrée, foncez sur les salades, crudités, tomates-mozza, salade de chèvre, roquette-parmesan. Leurs fibres s'épanouiront et calmeront votre appétit avant que le plat principal n'arrive. Si vous optez pour une salade en guise de plat principal, n'oubliez pas que la niçoise (si elle contient des pommes de terre, évitez le pain), la grecque ou la césar au poulet grillé font partie des plus équilibrées. Parmi les non-homologuées, les salades de crudités additionnées de poulet, de jambon, d'œufs (durs ou pochés), voire de fromage sont tout à fait recommandables. À la carte, si l'une d'elles affiche des lentilles, foncez : elles sont une réserve précieuse de fer et de vitamines.

Si vous êtes pressé, un croque – de préférence madame (avec de la tomate) – accompagné d'une salade ou de crudités peut faire office de repas complet. Attention toutefois : une grande partie de son poids est constituée de pain blanc ; ne grignotez pas de pain à table en attendant d'être servi. Un croque n'est pas très nourrissant si vous ne mangez que cela au déjeuner. Pour ne pas rester sur votre faim et équilibrer votre journée, optez pour un ou plusieurs fruits (secs ou frais) dans l'après-midi et oubliez le fromage au dîner pour ne pas en consommer deux fois dans la journée.

Le steak, qu'il soit tartare ou poêlé, reste un très bon choix au déjeuner, s'il n'est pas inondé de sauce, SI vous prenez le temps de bien le mâcher (pour le tartare ça ne devrait pas être trop difficile) et SI vous l'accompagnez d'une quantité égale de féculents et de légumes.

L'assiette anglaise ou assiette de viandes froides : foncez sans retenue car elle est en général composée des viandes les plus maigres (rôti, jambon). N'hésitez pas à l'égayer d'un peu de moutarde ou de ketchup, de cornichons (leur acidité favorise la digestion), de légumes ou salade et d'un peu de pain. Dans tous les cas, limitez (voire oubliez) la mayonnaise.

Le hot dog nature : une saucisse dans un petit pain ou un tronçon de baguette assaisonnée d'un peu de moutarde n'a jamais fait de mal à personne ! Essayez tout de même de limiter les dégâts en évitant l'option fromage fondu, et en associant votre hot dog à une salade verte.

### *Vive la Bretagne !*

La galette bretonne (ou crêpe de sarrasin) constitue un repas très équilibré si vous la choisissez fourrée au jambon, œuf, fromage (protéines) et aux champignons, tomates fraîches, épinards... (légumes). Très riche en minéraux et en vitamines, le sarrasin est une céréale, donc aussi calorique que le blé, mais sa richesse en fibres (plus encore que le blé complet) freine la pénétration dans le sang de ses glucides pour en faire des sucres très lents. Une vraie panacée alimentaire ! Pour augmenter l'effet coupe-faim, accompagnez-la d'une salade verte. Et si vous craquez pour une

## Frites sans friture

*Pour réussir ces frites, il est recommandé d'utiliser des pommes de terre à chair ferme, contrairement à la recette des frites traditionnelles. Outre l'économie substantielle de gras, cette méthode vous épargne la séance d'épluchage et les odeurs de friture. Un plaisir sur toute la ligne !*

4 personnes

1 kg de pommes de terre à chair ferme
2 cuil. à soupe d'huile d'olive
1 cuil. à café de gros sel de mer
poivre ou piment
1 blanc d'œuf
2 cuil. à soupe de thym effeuillé

Préchauffez le four à 200° (th 6-7). Lavez et séchez les pommes de terre. Coupez-les en deux puis en frites « rustiques », en gardant la peau. Mettez-les dans un saladier, arrosez d'huile d'olive, de blanc d'œuf et saupoudrez de thym. Mélangez. Étalez-les sur la plaque du four recouverte de papier sulfurisé et laissez cuire 30 minutes en les retournant de temps en temps. Retirez du four et salez lorsqu'elles sont encore brûlantes. Servez sans attendre.

*Conseil* : Le blanc d'œuf crée un film protecteur et renforce la « croustillance » de vos frites, mais il n'est pas indispensable.

crêpe sucrée, essayez la galette de sarrasin au sucre. Allez, un peu de courage, demandez vos galettes sans beurre ajouté, vous n'y verrez aucune différence, si ce n'est sur les hanches !

Un dessert ? Tout dépend du repas qui a précédé ! Si vous avez été raisonnable sur les matières grasses et les féculents, accordez-vous sans complexe un dessert. Mais n'en profitez pas pour ajouter crème anglaise, boule de glace et autres petits chocolats sur la balance !

### *Avec modération*

Évitez les tartes, tourtes et quiches, surtout en guise d'entrée. Si vraiment vous ne pouvez résister à la quiche poireaux-oignons-pommes de terre, ne mangez pas la totalité de la pâte, d'autant qu'elle est souvent mal cuite et indigeste. Si la tourte aux champignons est votre péché mignon, ne vous en privez pas, mais évitez de consommer du pain au cours du même repas et n'oubliez pas de consommer des protéines au dîner.

Attention aux salades complètes ou « du chef » en entrée : l'addition jambon + fromage + œufs durs + maïs est lourde, côté graisses. Consommez-les plutôt en plat principal et demandez la vinaigrette à part, qui ne doit vous servir qu'à assaisonner la salade verte (qui aurait l'idée de verser de l'huile et du vinaigre sur du fromage ?).

### *La pizza : sous conditions*

La pizza : voilà bien un sujet délicat. Ni à privilégier ni à éviter, plutôt à consommer avec modération et à choisir avec discernement, la pizza est le plat rapide le plus apprécié des Français. Alors, pourquoi vous conseiller d'abandonner un tel plaisir, d'autant que son mélange de féculents (la pâte), de légumes et de protéines (jambon/fromage/œufs) représente une équation plutôt équilibrée. Reste que la pâte est toujours en quantité dominante et que les matières grasses se superposent : fromage, huile d'olive, charcuteries, œufs...

## Bouillon clair de bœuf

*En cuisine, les bouillons se substituent avantageusement à l'eau et à une partie de la matière grasse. Utilisez-les pour cuire et parfumer le riz et les céréales, comme base de sauce et pour déglacer les plats de cuisson.*

Pour 5 litres de bouillon

- 2 kg de viande (haut de cuisses, paleron ou/et queue de bœuf, très fraîche)
- 3 carottes
- 2 poireaux
- 1 bouquet garni
- 30 g de gros sel

Mélangez la viande dans un grand faitout, ajoutez 5 litres d'eau froide et laissez chauffer tout doucement. Quand l'albumine monte à la surface, écumez et ralentissez le feu pour maintenir à frissonnement.
Écumez pour que le bouillon reste clair. Assaisonnez de sel, ajoutez les légumes pelés et coupés en tronçons, et le bouquet. Laissez mijoter 3 heures en couvrant à moitié. Filtrez au travers d'une passoire, laissez refroidir et réfrigérez une nuit. Le lendemain, dégraissez en retirant le gras qui s'est figé à la surface. Conservez ce bouillon 2 ou 3 jours au frais et portez-le à ébullition avant de le servir.

*Conseil* : pour conserver votre bouillon, versez-le dans les alvéoles de vos bacs à glaçons.

Une pizza entière pour vous tout seul ? Pourquoi pas ? Mais mettez quelques conditions à cet « extra ». Tout d'abord, prenez l'habitude d'être très exigeant sur la qualité des plats les plus riches. Si vous ne devez vous accorder une pizza que de temps en temps, veillez à ce qu'elle soit vraiment bonne. N'en commandez donc que si vous êtes sûr de sa qualité. Deuxième précaution : choisissez celles qui sont garnies de légumes (au-delà de la tomate, bien sûr). Enfin, évitez l'option trois ou quatre fromages et le chorizo (la plus grasse des charcuteries à cuire). Si votre pizza arrive inondée d'huile d'olive, ne vous retranchez pas derrière l'argument santé pour l'avaler d'une traite. Prenez soin d'éponger le surplus de matières grasses avec un petit morceau de pain. Votre palais s'y retrouvera autant que votre ligne. Enfin, la richesse de la pizza ne laisse pas beaucoup de place pour un dessert. Excepté pour un fromage blanc (rare dans les restaurants italiens !), mieux vaut faire l'impasse et réserver le tiramisu pour les jours plus « maigres ». L'idéal est de laisser passer le temps de la digestion (trois heures au moins) et de s'accorder un ou deux fruits dans l'après-midi associés à un peu de chocolat noir.

### CHEZ LES AMIS

Voilà bien la bête noire de tous les candidats à la minceur : l'invitation à dîner chez des amis ! Si un repas au restaurant laisse la possibilité de choisir son menu et de ne pas terminer son assiette, il est difficile de négocier avec la maîtresse de maison. Sachez-le : tous nos amis sont des mères juives ! De l'apéritif au dessert, ils s'acharnent à nous soumettre sans relâche une multitude de petites tentations auxquelles il est plutôt mal vu de résister. Le piège absolu ! Il existe pourtant quelques parades que j'ai élaborées à force de pratique. Il faut vraiment que je vous veuille du bien pour vous les livrer au grand jour car je ne suis pas sans savoir que mes amis me verront venir de loin, désormais !

## Organisez la résistance

### *Annoncez la couleur*

Scène 1 : La résistance calorique doit s'organiser très en amont du dîner : saisissez l'occasion de l'invitation pour influer sur le menu. N'hésitez pas à glisser à votre hôte que vous faites « un peu attention en ce moment ». À cela, vous entendrez immanquablement objecter que vous n'en avez pas besoin, que vous n'avez « absolument pas bougé depuis l'été dernier » (forcément, au téléphone...), que la mode est aux rondeurs (signe que la garde commence à fléchir). Précisez que vous n'êtes pas au régime – ne jamais parler de régime dans un contexte autre que familial sous peine de ne plus être invité nulle part – mais qu'ayant enchaîné les repas copieux, vous la jouez léger. Ajoutez enfin, magnanime, que vous ne voulez pas pour autant empêcher tout le monde de manger un bon petit salé aux lentilles... À moins d'une mauvaise intention, l'inviteur(euse) composera son menu en cherchant à vous prouver qu'il/elle peut réussir à concilier bonne cuisine et diététique. Votre modération vis-à-vis des mets les plus riches deviendra ainsi un point de connivence avec votre hôte.

### *Premier rempart*

Scène 2 : Avant de partir, n'oubliez pas de boire et de manger. Que vous vous apprêtiez à aller dîner au restaurant ou chez des amis, le conseil est le même : prenez l'habitude de boire un grand verre d'eau et de grignoter éventuellement quelques crudités, un petit fruit ou un yaourt pour éviter de vous ruer sur les apéritifs dès votre arrivée. Une pomme, dont la pectine gonfle dans l'estomac, constitue un bon rempart contre les charcuteries, cacahuètes et autres apéritifs tentateurs. Absorbés trente minutes à une heure avant le repas, les fruits ne fermentent pas dans l'estomac et se digèrent bien plus rapidement que lorsqu'ils sont consommés en dessert. Cette habitude vous permettra également de freiner l'assimilation de l'alcool, instantanément transformé en sucre quand l'organisme est à jeun.

## *Apéritif : parez l'attaque*

L'apéritif est indéniablement l'étape la plus délicate du dîner.

Scène 3 : Une fois passé ce moment, le plus difficile sera fait. Évitez à tout prix les oléagineux (amandes, cacahuètes, noix...). C'est encore pire quand ils sont salés car le sel excite l'appétit et provoque de la rétention d'eau. Éventuellement, prenez-en une petite poignée dès votre arrivée et gardez-la dans la main pendant un bon moment en grignotant, vitesse escargot, rien de plus efficace pour repousser les propositions ! Seul celui qui n'a jamais consommé d'huile d'olive ignore que les olives sont grasses. Ne les éliminez pas pour autant mais choisissez plutôt les vertes, presque deux fois moins caloriques que les noires. Autre incontournable de l'apéritif : le cake. Hormis si celui-ci est préparé au lait façon pudding (voir recette page 217), ce qui est fort rare, il est un concentré de graisse. En effet, il ne faut pas moins de 20 centilitres d'huile d'olive (1 800 cal) pour un cake de dix parts. Et je ne vous parle pas des lardons, olives et autres fromages qui viennent s'y loger. Loin de moi l'idée de vous en priver mais évitez d'en faire bombance. Privilégiez les légumes crus (tomates cerises, radis ou bâtonnets de légumes), nature ou très légèrement trempés dans les sauces proposées.

Si les chips et cacahuètes sont les seuls « amuse-gueules » que l'on vous propose, ne craquez pas ! Allez attraper discrètement un morceau de pain à table ou dans la cuisine et offrez-vous une boisson qui vous fait plaisir. À choisir, optez pour une coupe de champagne brut (le moins sucré des alcools), un verre de vin rouge, de bière, surtout allégée, un soda light ou un jus de tomate (le moins sucré des jus de « fruits »). Évitez autant que possible les vins liquoreux, champagnes demi-secs, les vins cuits et les alcools forts. Les jus de fruits sont invariablement riches en sucres, d'autant que l'on vous proposera rarement un jus de fruit fraîchement pressé au dîner ! N'acceptez que si vous ne consommez pas d'alcool et coupez-le avec un peu d'eau pétillante pour vous faire un cocktail maison. Comme l'alcool, les jus de fruits ne doivent pas être consommés le ventre vide au risque de stocker très rapidement leurs sucres.

Pour ceux qui souhaiteraient ne boire que de l'eau, préparez-vous à une attaque en règle de l'armée bien française : « Je reconnais bien là ta sagesse... » ou plus directe : « Tu commences fort ! », voire encore plus désagréable : « Tu es malade ? » Saisissez la dernière question comme une aubaine et répondez du tac au tac que vous venez de fêter le départ du bureau d'un collègue ou que votre dîner de la veille était un peu trop arrosé. Et voilà le dossier alcool à peu près classé !

## *Petites manœuvres discrètes*

Scène 4 : On passe à table ? Je ne vais pas vous raconter de salades, la lutte contre l'avalanche calorique va être rude. Mais ma stratégie devrait vous permettre d'éviter de catalyser les attentions et les capitons. Commencez par questionner discrètement votre hôte sur son menu. « Alors, qu'est-ce que tu nous as fait de bon ce soir ? » est une entrée en matière assez peu casse-gueule. Si la résistance s'organise – « C'est une surpriiiiiise... » –, répliquez sans hésitation : « À l'odeur, je devine que tu nous as fait ton sublime... » (Allez-y au pif ou citez un plat servi lors d'un précédent dîner). Ma main au four qu'il/elle craque et vous livre son menu secret, dessert compris. Une autre technique pour savoir à quelle sauce vous allez être mangé consiste à faire un petit tour discret en cuisine avant de passer à table sous le prétexte de voir la déco (« si réussie ! ») ou de donner un coup de main.

Ainsi, dès l'arrivée sur scène de l'entrée, vous serez en

mesure d'équilibrer votre dîner. Je m'explique : si le plat est une raclette ou des spaghettis au pistou, foncez sur l'entrée. Resservez-vous ostensiblement de « cette délicieuse salade », ce qui vous permettra de n'accepter qu'une petite part du plat principal sous le prétexte indéniable que vous avez craqué sur l'entrée. Si, au contraire, on vous annonce un poulet rôti haricots verts, faites gentiment passer la tarte chèvre-lardons à votre voisin après avoir discrètement recoupé en deux les parts prétranchées.

Le hic ? quand la maîtresse de maison se pique de vouloir servir elle-même. J'ai longtemps adopté cette habitude, telle une mère craignant que ses petits ne se nourrissent pas correctement. J'ai appris avec l'expérience que cette habitude est contraire au savoir-vivre et aujourd'hui je me retiens de le faire. Insistez pour vous servir vous-même, après tout le monde. Si la garde ne baisse pas : « Mais non, ça ira plus vite, donne-moi ton assiette », répliquez sans attendre : « Je vais commencer par une petite part et j'y reviendrai. » Il y a de fortes chances pour que la maîtresse de maison soit en cuisine au moment du deuxième tour, ce qui vous permettra de passer le vôtre.

## *Tout en délicatesse*

Scène 5 : Adoptez à peu près la même stratégie pour le plat principal. S'il s'agit d'un plat mijoté et que vous ayez la chance de pouvoir vous servir vous-même, prélevez les morceaux de viande (ou de poisson) en essayant d'entraîner le moins de sauce possible mais ne vous privez pas trop sur les quantités de protéines. Essayez de limiter les sucres – féculents et desserts – le soir car ils fournissent une énergie qui ne sera pas utilisée et risque de se transformer en graisse. Enfin, si vous craignez de vexer vos amis en refusant la tarte aux poires bourdaloue ou le coulant au chocolat, repérez vos alliés dans l'assistance (ceux qui comme vous n'ont pas dépassé les 1 000 cal/repas) et proposez de partager. Quoi qu'il en soit, à moins de connaître intimement vos hôtes (et encore !), évitez À TOUT PRIX de dire que vous surveillez votre ligne. Je ne connais rien de plus agaçant que d'être ensevelie sous une avalanche d'apostrophes prétendument bienveillantes, « Mais tu es si bien comme ça ! », « Ne me dis pas que tu veux encore maigrir ? », « Ce n'est pas une petite part de tarte qui te fera grossir... ». En général, votre détermination culpabilise les gourmands et gâche un peu leur plaisir. Ne vous laissez pas intimider et dites que vous avez fait un repas très copieux au déjeuner ou, mieux, que vous avez craqué sur un éclair au chocolat dans l'après-midi. L'effet est immédiat. Vous savoir membre de la secte très française des gourmands impulsifs rassurera instantanément les convives et vous vous verrez peut-être même gratifié d'un sourire compatissant.

# Bien manger chez soi

## FAIRE SON MARCHÉ

### Chacun son chemin

#### *Flâner au marché*

J'ai découvert les joies du marché sur le tard. J'ai pourtant souvent fréquenté ceux des villages de Valbonne ou de Carteret pendant mon enfance, mais je dois confesser que j'étais à l'époque plus attirée par les cassettes de musique et les jupons de gitane que par les petits chèvres cendrés. Je piétinais en attendant que ma mère ou ma nounou ait terminé de faire une queue que je jugeais interminable. Heureusement, il y avait les conversations. Elles se tricotaient aussi facilement que les écharpes entre les mains de ma grand-mère. J'avais compris que, pour obtenir les bonnes choses que nous étions venues chercher, il fallait obligatoirement en connaître un rayon sur la météo, les marées et les commerces du village. Pas un aliment n'était obtenu sans que soit échangé l'équivalent de son poids en commentaires tous azimuts et je désespérais d'accélérer le rythme pour déguster les merveilles que nous avions accumulées dans notre panier. Depuis dix ans, les marchés sont mon oxygène. Quel que soit l'endroit où je me trouve, dès qu'il s'en tient un aux alentours, je ne peux m'empêcher d'aller y faire un tour, même si je suis à l'hôtel ou que mon garde-manger est plein à craquer. C'est un rendez-vous obligatoire. M'en priver me ferait le même effet que de louper un dîner de copines. Inconcevable !

Je flâne, j'explore, les mains dans les poches, à la recherche de produits mais surtout de sensations. Odeurs, sons, saveurs, textures, tronches, quelle scène sollicite autant nos sens que le marché ? Je questionne, j'écoute, je me fais aussi invisible que possible pour me nourrir de tout ce qui flotte dans l'atmosphère. Une sorte de plancton terrestre. Bien sûr, même si je n'ai aucun besoin, je finis toujours par acheter un pain algérien, un morceau de tomme locale ou une barquette de mûres sauvages, animée par le plaisir de la découverte... et de la conversation ! Impossible d'oublier cette tourtière aux pommes achetée sur le marché de Figeac « pour goûter », qui finit en crêpe bretonne dans mon sac de voyage.

### *Supermarchés : soyez hyper zen*

Que ceux qui parviennent à ne jamais franchir le seuil d'un supermarché sautent ces quelques lignes. Que les autres se rassurent, je ne suis pas de celles qui vous couvriront d'opprobre. Je l'avoue, je me transforme volontiers en petit rat de gondole.

Arrêtons la culpabilisation : vous ne faites pas honte à votre pays si vous ne mettez jamais un pied dans un marché, vous n'êtes pas coupable de la hausse de l'obésité dans les pays industrialisés parce que vous nourrissez vos enfants de produits industriels. Comme au restaurant, tout est affaire de choix, de quantités et de mode de consommation. Certes, il sera toujours plus joyeux d'aller acheter sa laitue au marché (bien que les petits producteurs régionaux aient un peu disparu au profit des distributeurs) mais celui-ci n'est pas toujours accessible. Sans compter que la qualité n'est pas plus au rendez-vous à 12 h 45 sur un étal pillé qu'au

## Rigatoni et légumes en papillotes

*Une spécialité de la célèbre côte amalfitaine. Au-delà de sa légèreté naturelle, cette recette est l'une des rares qui permettent de servir des pâtes lors d'un dîner sans bouger de sa chaise : la précuisson des pâtes et la confection des papillotes peuvent se faire à l'avance. Il ne vous restera plus qu'à les mettre au four avant de passer à table !*

Pour 4 personnes

- 300 g de penne
- 2 courgettes jeunes (300 g environ)
- 8 tomates cerises
- 1 petite aubergine
- 1 gousse d'ail
- 3 brins de basilic
- une dizaine d'olives noires
- 3 filets d'anchois
- 1 cuil. à soupe de jus de citron
- 4 cuil. à soupe d'huile d'olive
- 40 g de fromage de brebis mi-sec ou pecorino

Préchauffez le four à 200 °C (th. 6-7). Lavez et séchez les courgettes, coupez leurs extrémités, coupez-les en deux dans la longueur, puis en bandes de 0,5 cm de large, recoupez ces bandes en deux dans la largeur. Coupez l'aubergine en petits dés. Dénoyautez les olives et coupez-les en quatre. Lavez et séchez le basilic, effeuillez-le. Pelez et taillez l'ail en lamelles fines.

Dans une poêle, faites chauffer la moitié de l'huile d'olive, ajoutez les aubergines et les courgettes et faites sauter 3-4 minutes, ajoutez l'ail, salez, poivrez et laissez cuire encore une minute. Coupez les tomates en deux et incorporez-les aux légumes hors du feu ainsi que les olives, les anchois concassés et le basilic.

Faites cuire les pâtes les deux tiers du temps indiqué sur le paquet, égouttez-les rapidement et versez-les dans la poêle. Ajoutez une cuillerée à soupe d'huile, le jus de citron et mélangez.

Répartissez le mélange sur de grandes feuilles de papier sulfurisé, couvrez d'une autre feuille, pliez les bords et agrafez. Déposez sur la plaque du four et laissez cuire 10 minutes.

Arrosez avec le reste d'huile d'olive à la sortie du four et saupoudrez de copeaux de fromage.

rayon salades à partir de 19 h 30 ! Le supermarché offre de nombreuses possibilités à celui qui surveille son poids : rayons diététiques, conserves, surgelés, produits extra-frais, allégés : choix et prix sont intéressants. Restent les deux seuls critères essentiels et à mon avis indissociables : le plaisir et la saison !

Si j'ai plaisir à parcourir les marchés, je reconnais que je n'en suis pas moins accro aux supermarchés. Quelle joie de m'enfoncer dans les allées, de détailler les présentoirs, de comparer prix et étiquettes, pour ne rien perdre des nouveautés de cette industrie. Le supermarché est un peu ma caverne d'Ali Baba. Le plus grand bonheur étant les occasions que m'offrent mes déplacements en province de visiter les hypers. Parisienne, j'ai rarement l'occasion de visiter ces cités extra-muros qui me semblent être nos nouvelles places de village. J'ai toujours aimé la foule car elle garantit l'anonymat. L'hyper est mon élément autant que le marché. Le flux me porte de la même façon et j'en capte instantanément l'énergie. J'entends déjà les partisans de la nostalgie condamner cette comparaison hérétique. Pour moi, marché et supermarché ont à peu près autant à voir qu'une droguerie de quartier et un magasin Darty. Je n'y vais pas pour le même service et encore moins pour les mêmes produits. Mais du plaisir, je vous assure qu'il y en a dans chacune des deux visites tant ces lieux sont des micromondes autonomes et souverains.

Que vous appréciiez ou non de faire vos courses, que vous choisissiez l'option du marché ou celle du supermarché, que vous surveilliez votre ligne distraitement ou que vous ayez déclaré la guerre aux calories, l'achat de vos aliments est l'antichambre de votre bien-être. Difficile de concilier ligne, plaisir de cuisiner et plaisir de manger si l'on n'a pas composé soi-même sa palette alimentaire.

## *Nous sommes ce que nous mettons dans notre cabas*

Les bons choix alimentaires sont à faire dès le moment des courses : privilégiez les fruits, légumes, protéines (poissons, viandes, œufs, fromages...), sucres lents et céréales (pains complets voire blancs, pâtes, pommes de terre, riz, boulgour, quinoa...) et légumineuses (lentilles, pois cassés ou pois chiches, haricots secs...). Évitez autant que possible les nourritures transformées (cuisinées) au profit des produits « bruts » qui vous permettent de contrôler les taux de sucre, de sel, de matières grasses et autres additifs. Plutôt que d'acheter plus chers des aliments hors saison, optez pour les surgelés, conservés, séchés, confits, par ailleurs faciles à stocker. Ceux-ci ont été cueillis en saison et à maturité, contrairement à l'offre « fraîche ».

Le plus difficile (mais aussi le plus efficace) consiste à ne pas remplir votre cabas de matière à grignotage : biscuits, crackers, chips, oléagineux salés (cacahuètes, noix de cajou, amandes...), saucisson. Et si vos enfants vous supplient de leur acheter le lot promotionnel de Petit Écolier ? Préparez-leur le hot-mie au cacao de ma copine Sylvaine (voir recette p. 67), le plus délectable de tous les quatre-heures. Pour entretenir notre bonne santé, il faut parfois y aller à la baguette !

Pour garder la ligne, 50 % de votre succès dépend donc de votre capacité à faire les bons choix. Nous avons vu ce qu'il en était pour les repas pris hors de la maison, mais il va sans dire que les produits qui franchissent la porte de votre cuisine doivent être sélectionnés avec autant de vigilance que ceux que vous choisissez au restaurant. Vous permettez que je vous prenne par le caddie ?

## Achetez des légumes !

Les légumes furent les ennemis de mon enfance. Ma mère avait beau faire le poirier sur une main, ses efforts pour m'en faire manger restaient vains. C'est l'apprentissage de la cuisine qui m'a obligée à appréhender les aliments différemment et, surtout, à découvrir mes préférences pour certains plutôt que pour d'autres.

Incontestablement, les légumes furent de ceux-là. En devenant la base de mes compositions, la matière première dont je tirais mes « créations », ils se révélèrent mes alliés. J'avais l'impression de savoir enfin donner forme et sens à une glaise jusque-là inutile. Plutôt que de me voir obligée de manger de grosses courgettes aqueuses ou des brocolis longuement bouillis comme on les cuisait dans mon enfance, je découvrais le plaisir d'un carpaccio de courgettes jeunes, d'une poignée de haricots verts croquants ou la subtilité d'une salade de brocolis à l'huile de noisettes.

Assurément, les légumes ont été l'axe majeur du changement radical de mon alimentation, entre l'adolescence et l'âge adulte. Aujourd'hui, il m'est difficile de m'en priver lors d'un repas. S'il m'arrive de déjeuner d'un sandwich, je prends toujours soin d'y glisser des poignées de roquette, quelques rondelles de tomates, des carottes râpées ou une bonne dose d'antipasti (légumes grillés à l'italienne). Mentale ou biologique, c'est ma soupape fraîcheur.

Je ne saurais trop vous conseiller d'acheter des légumes lorsque vous faites vos courses. Ne vous demandez pas quand vous allez les manger et comment vous les cuisinerez. Achetez-les ! Si, comme moi, vous n'aimez pas gâcher, vous vous retrouverez au pied du mur et dépasserez ainsi vos habitudes culinaires : rien de meilleur qu'un plat de pâtes dont la moitié du poids est remplacée par des légumes que vous cuirez dans la même eau. Enfantin ! Si vous n'avez pas une inclination naturelle pour les légumes, transformez-les, détournez-les. Utilisez-les en dessert, en gratin, dans des pâtes, en purée...

> *Que vous apportent les légumes ?*
>
> Dans des proportions différentes, ils renferment principalement
> — de l'eau (80 à 90 %) : diurétique ;
> — des sucres : une partie seulement de leurs sucres est assimilable, l'autre est constituée de fibres (facilite le transit et l'évacuation des toxines) ;
> — des vitamines et des minéraux : A, C, E, zinc, potassium, magnésium.

## *Comment choisir les légumes ?*

Au même titre que les fruits, les légumes frais sont sans aucun doute les aliments qui doivent vous inciter à fréquenter les marchés. Pour des raisons d'hygiène et de rentabilité, les végétaux disponibles dans les grandes surfaces sont le plus souvent cultivés sous serre et cueillis avant maturité pour faciliter le transport (plus durs, ils résistent aux chocs). Impossible de nier qu'ils sont souvent moins savoureux et plus dommageables à l'environnement que ceux achetés au marché. Mais, à ce constat, des nuances doivent être apportées tant les choses ont évolué dans les dix dernières années. Les traditionalistes et autres défenseurs de notre « patrimoine gastronomique » arguent que les légumes vendus en grande surface n'ont pas le goût et les vitamines que leur procurent une croissance naturelle et la caresse du soleil. Ils ont raison, mais l'on ne doit pas oublier que, sur les marchés, l'on ne trouve pas que des produits de saison poussés en pleine terre. Les petits producteurs qui proposent leur production du moment se font de plus en plus rares au profit de grossistes qui surfent sur l'esprit de naturel et de saison qui règne au marché sans pour autant que leurs produits y répondent. Seuls les prix se distinguent alors de la grande surface.

Que vous fassiez vos courses au marché ou au supermarché, je le répète, les produits de saison restent la meilleure façon de concilier qualité, saveur et prix raisonnables. Autant que possible, optez également pour des aliments produits localement. Ceux-ci sont moins chers et moins dommageables à l'environnement car ils nécessitent un minimum de transport, donc d'énergie.

Faites vos achats en fonction de votre cuisine. À quelques exceptions près, vous pouvez réserver les légumes du marché aux dégustations « à cru » ou à une cuisson « au naturel » telle qu'une cocotte de légumes ou des légumes rôtis à l'huile d'olive. Cuisinez sans complexe ceux que vous aurez achetés hors saison ou au supermarché : ils feront très bonne figure dans vos sauces, gratins et autres plats mijotés.

Pour vous assurer de leur qualité, n'hésitez pas à toucher les légumes que vous vous apprêtez à acheter. Quels qu'ils soient, ils doivent être fermes, jamais flétris, ni mous, ni desséchés, ni tachetés. Au marché, n'hésitez pas à demander gentiment au maraîcher s'il lui en reste en réserve. C'est plus difficile au supermarché.

En ce qui concerne les grandes surfaces, le premier conseil est d'éviter d'y acheter fruits et légumes en fin de journée. Le choix y est bien moindre et vous risquez de vous voir contraint d'acheter les produits abîmés que ceux qui vous ont précédé ont dédaignés. Allez-y dans la matinée. Si vous êtes en bons termes avec votre patron, faites un saut sur le chemin de votre travail et conservez vos provisions dans le réfrigérateur du bureau.

Si vous n'avez pas l'occasion ou le temps d'acheter des légumes savoureux, optez sans complexe pour les surgelés ou la conserve. Ceux-ci auront été cueillis au bon moment et conservés immédiatement, ce qui leur permettra de préserver au maximum leurs qualités nutritionnelles et notamment leurs vitamines.

## Cocotte de légumes

*C'est le plat fétiche de mon amoureux. Pas un chef ne lui arrive à la cheville. En toute subjectivité...*

Pour 2 personnes

4 carottes nouvelles de belle taille

4 asperges vertes ou 4 artichauts poivrades

4 oignons blancs en botte

4 tomates cerises ou une poignée de fèvettes écossées

4 navets nouveaux

une dizaine de radis roses ou une poignée de fèves fraîches

1 cuil. à café de beurre

fleur de sel

Pelez les légumes à l'économe (sauf les tomates), lavez et séchez-les. Commencez par chauffer la cocotte à feu très doux, ajoutez le beurre, laissez fondre une minute, mettez les navets et les oignons dans le fond de la cocotte, ajoutez les carottes sur le dessus, couvrez et laissez cuire 10 minutes à feu très doux. Ajoutez un peu d'eau si nécessaire (si l'on voit que ça accroche, mais normalement ça ne doit pas accrocher). Au bout de 10 minutes, ajoutez les asperges ou les artichauts et les radis. Couvrez de nouveau, laissez cuire 5 minutes. Ajoutez enfin les tomates ou les fèves déjà pelées. Laissez cuire encore 5 minutes. Servez les légumes dans leur cocotte, juste après les avoir légèrement salés.

N'oubliez pas que les vitamines sont éphémères et volatiles. On peut toutefois en bénéficier au maximum si l'on respecte quelques règles.

Choisissez les fruits et les légumes très frais et les plus jeunes possible (les plus petits). Cette exigence de fraîcheur s'explique d'abord par le fait qu'avec le temps la plupart des légumes perdent en finesse, en fermeté et en vitamines. Par ailleurs, plus ils sont gros, plus leur cuisson sera longue et plus leurs vitamines seront dispersées. Achetez-les entiers. Je ne suis pourtant pas du genre à me poser des problèmes de conscience lorsqu'il s'agit de se simplifier la vie, mais, si vous privilégiez l'apport vitaminique, il vaut mieux garder les légumes les plus intacts possible car leur processus d'oxydation démarre au moment où ils se voient couper la tête ou le pied. Tout l'art de la cuisine devrait être de retarder le plus possible cette déperdition de fraîcheur et de vitalité. C'est aussi pour cette raison que l'on déconseille d'éplucher les légumes à l'avance. Il ne vous viendrait pas à l'idée d'acheter des poireaux sans leur barbe ou un chou sans son trognon ; de la même façon, on évite les haricots déjà éboutés et autres petits pois préécossés, sauf si vous êtes très pressé et que vous soyez sûr de les cuisiner le soir même. Une fois de plus, tous les légumes sont des véhicules de santé. Par ailleurs, votre cuisine gagnera en originalité et en subtilité si vous prenez soin d'y intégrer régulièrement des légumes. N'hésitez pas à consulter le site de l'Agence des fruits et des légumes frais : www.aprifel.com

## *Mes favoris*

Ouvertement subjective et parcellaire, voici la liste de mes légumes favoris, sélectionnés tant pour leur qualité nutritionnelle que gustative. Mais cela ne doit pas vous retenir de foncer sur tous les autres dont je ne fais pas mention ici.

Le potiron ou potimarron (plus dense et plus petit) est un légume exemplaire dont il faut faire le plein dès l'automne :

un très faible taux de calories pour un goût fin et sucré, une onctuosité sans pareille et une réserve de substances réputées anticancéreuses. Pour une fois, ne craignons pas de nous inspirer des Anglo-Saxons, et préparons-le en dessert à la façon d'un carrot cake ou d'une crème brûlée. Vous jugerez de mon affection pour le potimarron au nombre des recettes que je vous propose (recette p. 145).

*Faut-il acheter bio ?*

L'agriculture biologique garantit l'absence de pesticides, d'OGM et de conservateurs. Néanmoins, les sols et les retombées atmosphériques exposent nos aliments à des substances plus ou moins nocives (exemple : nitrates), contre lesquelles il est utile de les protéger. Le choix n'est donc pas si simple. Il est recommandé d'acheter bio lorsque l'on s'apprête à consommer les enveloppes (céréales complètes) ou la peau (légumes, fruits), car ces surfaces sont directement en contact avec les pesticides dans l'agriculture traditionnelle. Au-delà de son influence sur notre santé, la culture biologique soulève un cas de conscience : ses méthodes garantissent le respect des sols et la santé des producteurs. Toutefois, n'oubliez pas que les fruits et légumes n'ayant pas été soumis à des conservateurs doivent être consommés plus rapidement que les produits issus de l'agriculture traditionnelle. Le bio représente donc une triple utilité : pour la terre, votre santé et celle des producteurs.

Le chou-fleur : porté au pinacle de la mode par la comtesse du Barry, il n'a pas quitté depuis le devant des étals. Il faut dire qu'il présente un sacré bouquet de qualités. Bon marché, il est aussi peu énergétique (24 cal/100 g) que bon pour la santé : un max de potassium, de magnésium et de vitamine C. Enfin, avantage, ou inconvénient pour certains, sa richesse en fibres permet de réguler le transit intestinal. Une panacée, vous dis-je !

L'avocat : encore un membre de la trop petite secte des

produits riches en acides gras insaturés (les bonnes graisses). Il est par ailleurs l'un des aliments qui associe le maximum de minéraux et de vitamines. Bien sûr, sa chair est grasse et calorique (135 cal/100 g), c'est pourquoi il vaut mieux éviter d'y ajouter mayonnaise ou huile d'olive en quantité. Privélégiez les variétés antillaises et Floride, deux fois moins caloriques que les autres.

N'oubliez pas de citronner la chair dès que vous l'avez tranchée pour éviter qu'elle ne noircisse, d'autant que ça la rend plus digeste.

Le brocoli et la tomate sont les légumes les plus riches en antioxydants. Désintoxicants naturels, ce sont des aliments bienfaisants grâce à la présence du lycopène, antioxydant essentiel du régime crétois. Bon à savoir pour ceux qui évitent les laitages : le brocoli est une excellente réserve de calcium.

L'aubergine est le type même du légume d'été. Toutefois, les importations espagnoles et italiennes permettent de consommer de bonnes aubergines toute l'année. Choisissez-les petites pour éviter qu'elles ne soient gorgées de pépins et donc d'amertume. Dans ce cas, il vous faudrait les faire dégorger en les saupoudrant de gros sel. Efficace mais laborieux !

Les aubergines talonnent les haricots verts en tête des légumes les moins caloriques. Leurs atouts nutritionnels sont nombreux, pour l'essentiel dus à leur généreuse quantité de fibres de pectine qui agissent comme une éponge dans l'estomac et retardent l'absorption des sucres consommés par ailleurs. Un atout majeur pour ceux qui souffrent de constipation, d'hypercholestérolémie ou de diabète. Pour le reste, elles sont à 90 % constituées d'eau, ce qui rend leur chair spongieuse très perméable aux matières grasses. C'est pourquoi l'intérêt diététique de l'aubergine s'évanouit dès qu'elle est frite ou rissolée. Pour éviter cela tout en profitant de leur saveur et de leur effet rassasiant, un conseil : coupez-les en morceaux et précuisez-les à la vapeur. Cette étape va

« saisir » le légume, refermer ses pores en quelque sorte. Que vous les fassiez ensuite griller, rôtir, sauter ou frire, vos aubergines absorberont ainsi moitié moins de matières grasses, tout en conservant leur saveur subtile.

## *Ail : prenez le frais*

Même les « ailophobes » se doivent de goûter, à la belle saison, aux plaisirs de l'ail frais ou ail tendre, comme l'appellent les amateurs. Récolté avant maturité, il offre de petites gousses, plus souples, plus fines en goût, plus digestes et moins agressives au palais que l'ail sec ou « de garde ». Pour ne rien perdre de leur finesse, je vous conseille de les utiliser crues. Hachées dans une salade, émincées sur une tartine de chèvre, elles s'associent à merveille avec les huiles d'olive et de noix. Pour la cuisson, plus besoin de les blanchir dans plusieurs eaux ou de les faire confire au four de longues heures, il suffit de les faire sauter entières sans même les peler dans un fond de sauce ou dans une réduction de jus de viande. Si je n'ai pas réussi à vous convaincre en parlant de parfum, sachez que l'ail est une petite pharmacie culinaire à lui seul : concentré de vitamine C, de vitamine B6, de calcium, ses substances soufrées en font également un antidote contre les maladies cardio-vasculaires et le mauvais cholestérol. Attention, l'ail frais demande plus de soin que l'ail séché ; il faut l'entourer d'un linge humide, comme une herbe, et le conserver dans le bas de votre réfrigérateur. Eh oui, la douceur appelle la douceur.

## *Mention spéciale : la pomme de terre*

Les pommes de terre ont elles aussi une saison, enfin, je veux parler de leurs vitamines. Les « nouvelles » sont en effet jusqu'à quatre fois plus riches en vitamines (C principalement) que leurs aïeules « de conserve ». Faites-en bombance en saison car elles ne restent pas longtemps sur les étals. Considérées comme les reines des pommes, les nouvelles (c'est-à-dire celles qui sont consommées peu après leur récolte) possèdent une saveur sucrée et une chair délicate exempte d'amidon, complice de leurs vieilles années.

Pour profiter de leur vitamine C, cuisinez-les dès que vous pouvez car elles perdent jusqu'à 75 % de leurs vitamines après deux semaines de stockage dans votre réfrigérateur. Autant que possible, évitez enfin de les déshabiller car les minéraux sont concentrés dans leur peau. Pas difficile pour les nouvelles tant celle-ci est fine et digeste. Pour les cuisiner en toute légèreté, ma méthode favorite consiste à les entailler crues, à y glisser une petite feuille de laurier, à les arroser d'un filet d'huile, à les entourer d'ail encore enrobé avant de les faire cuire 25 minutes à 210 °C. Diététiquement délectable !

### *Des légumes mais encore...*

Bien sûr, les légumes sont indissociables de toute alimentation équilibrée (sans même parler de régime), mais il ne faut pas oublier qu'ils sont tout aussi indissociables des protéines, qui freinent leur assimilation et les risques de rétention d'eau. Une grosse purée de carottes ou de navets consommée seule dans l'assiette sera assimilée aussi vite qu'un dessert sucré ! Ce qui n'est plus le cas lorsqu'elle est servie avec une cuisse de poulet et un yaourt. C'est en acceptant de réintégrer dans mon alimentation les sucres lents (féculents, pain, pâtes, riz) et de consommer plus fréquemment des protéines (poissons, viandes, œufs et fromage) que j'ai retrouvé petit à petit une énergie que je croyais à jamais perdue. Ce faisant, j'ai cessé de penser à la nourriture continuellement, car, l'assimilation des calories étant plus étalée dans le temps, je n'étais plus hantée par la sensation de faim et de frustration que je connaissais si bien. Par ailleurs, l'une des bonnes surprises que me réservaient les protéines fut la diminution de la cellulite et de cette peau légèrement granuleuse que l'on compare à celle d'une

## Gambas sautées au gingembre

*Une recette aussi simple que légère qui m'a été inspirée par les crevettes toutes fraîches que mon père me rapporte de ses marais de l'île de Ré.*

Pour 4 personnes

500 g de gambas en carapace ou 300 g de gambas crues décortiquées (éventuellement surgelées)

2 cuil. à café de gingembre frais haché

1 cuil. à café d'ail

1 cuil. à soupe de cognac

1 pincée de piment d'Espelette

fleur de sel

2 cuil. à soupe d'huile d'olive

Faites chauffer l'huile d'olive à feu vif dans une grande poêle. Saisissez les gambas en les retournant régulièrement. Dès qu'elles ont changé de couleur, saupoudrez-les de gingembre, d'ail et de piment. Laissez cuire une minute, versez le cognac, flambez, remuez et salez. Servez sans attendre.

orange. Je devais comprendre par la suite que l'absorption excessive de végétaux et surtout de légumes crus entraîne une consommation élevée de sels minéraux, provoquant la rétention de l'eau contenue dans ces mêmes légumes. C'est ce que le Dr Delabos, à l'origine de la chrononutrition, qualifie de « silhouette pomme-salade-yaourt » : le haut du corps se creuse tandis que les fesses et les hanches s'épanouissent. Mes problèmes de circulation, de hanches et de jambes lourdes apparus après l'amaigrissement s'envolèrent grâce à une alimentation plus riche et plus variée. Les protéines captent l'eau emprisonnée dans les tissus et l'utilisent pour accélérer la reconstruction musculaire.

## L'appel du fruit

Les fruits frais sont des aliments que l'on boude souvent par paresse. Quand on a envie d'un dessert ou seulement d'un « petit goût sucré », on est plus facilement tenté de croquer un biscuit, un carré de chocolat ou même d'avaler un yaourt que de laver et de peler un fruit. Il faut dire que les bons fruits se méritent : ils doivent être sélectionnés avec soin, mûrs à point, parfois pelés et coupés. Et pourtant, il faudrait être fou pour résister à l'appel d'un fruit de saison, juteux et parfumé !

Pour ne pas passer à côté de leur subtilité, déposez-les dans une jolie coupe que vous poserez bien en vue dans la cuisine. Si vous avez le temps (et la patience), découpez-les à l'avance et gardez-les au frais dans un récipient hermétique, chacun se servira plus volontiers au fil de la journée. Attention toutefois à ne pas les découper plus de vingt-quatre heures à l'avance car ils perdent très vite leurs vitamines.

### *Une pomme par jour...*

*An apple a day keeps the doctor away*, disent les Anglais : une pomme par jour garde le docteur à distance. La pomme n'est pas seulement le symbole du jardin d'Éden, elle est aussi l'un des fruits les plus bénéfiques à notre organisme. On en a recensé trente variétés sur les étals de nos marchés (en vérité, il en existe plus de dix mille dans le monde). C'est sans doute le fruit favori de l'Occident et cela tombe bien parce que la France est le premier exportateur mondial de pommes. La pomme a beaucoup d'avantages et de vertus.

La pomme est le fruit minceur : une belle pomme plafonne environ à 100 calories. Très riches en fibres, les pommes ont une consistance qui oblige à la mastication, ce qui leur permet de prendre instantanément de la place dans l'estomac et de procurer un effet de satiété immédiat. La pectine contenue dans la pomme étale la pénétration du sucre dans le sang : il est assimilé comme par une sorte de goutte-à-goutte qui ôte l'envie de grignoter sucré en dehors des repas. Les pommes sont conseillées en cas de diabète car, en freinant l'absorption des sucres, elles modèrent la hausse du taux d'insuline. Bon à savoir : certaines pommes sont moins sucrées que d'autres. Si vous êtes très à cheval sur les sucres, privilégiez la royal gala ou la granny-smith plutôt que la golden ou la golster.

Selon les chercheurs, la pomme réduit également le taux de cholestérol. Par ailleurs, les pommes sont riches de ces fameux antioxydants qui nous aident à lutter contre les effets néfastes des radicaux libres et qui donc freinent le vieillissement.

Enfin, on leur prête des effets apaisants et l'on conseille souvent de croquer une pomme avant d'aller se coucher. L'idéal serait même d'en consommer trois par jour et surtout de ne pas les peler car c'est dans leur peau que se logent les précieuses vitamines et autres antioxydants. Une panacée qui ne date pas d'hier puisque autrefois on soignait les brûlures avec un mélange de pommes cuites et d'huile d'olive dont on a tiré le nom de « pommade ».

### *Coup de cœur pour la myrtille*

Les myrtilles : voilà un fruit qui mériterait de sortir de l'ombre. Nous ferions bien de prendre exemple sur les Américains qui glissent des *blueberries* dans tous leurs desserts favoris. Rappelons que ce fruit est plus riche en fibres, en vitamines A et C que la plupart des fruits que nous consommons. Par ailleurs, il est parmi les meilleurs pourvoyeurs de polyphénols, des antioxydants puissants qui protègent le cœur et les artères. Hors saison, n'hésitez pas à les acheter surgelées ou conservées au sirop. Ces dernières, un peu plus sucrées que les fraîches, sont idéales pour aromatiser les yaourts et les fromages blancs. À noter que le fait de presser ou de centrifuger les fruits quels qu'ils soient réduit leur action antioxydante.

### *Les exotiques*

En saison (l'hiver, essentiellement), n'oubliez pas de mettre papayes et goyaves dans votre panier/caddie. Ils sont parmi les fruits les plus riches en antioxydants. Faible en calories, la papaye se consomme en dessert ou en accompagnement de vos plats salés. Elle contient par ailleurs une enzyme, la papaïne, qui facilite la digestion des protéines. Très utile pour réveiller les estomacs paresseux. Attention toutefois, elle ne doit pas être mise entre les mains de ceux qui souffrent d'un problème de transit car elle est un redoutable antidiarrhée.

Championne toutes catégories en vitamine C, la goyave se consomme en jus (on en trouve en grande surface, notamment sous les marques labellisées « commerce équitable »). Si vous pouvez vous la procurer fraîche, ne vous privez pas de plonger votre cuiller dans sa chair souple et dégustez-la telle, ou ajoutée à une salade de fruits.

La grenade, sous sa coque orangée terminée par un bien étrange cratère, recèle de petits grains délicats. Pas évidents à détacher mais riches d'un jus au parfum aussi subtil que précieux pour notre santé. On l'a compris depuis bien longtemps aux États-Unis, où le seul mot de *pomegranate* (traduction de grenade) suffit à donner une couleur santé à n'importe quel produit.

Le kiwi est un autre aliment précieux qui a l'avantage de n'être pas très onéreux et d'être disponible toute l'année. Ses atouts nutritionnels ont de quoi séduire : plus riche en vitamine C que l'orange, presque aussi concentré en potassium que la banane, il contient enfin une bonne quantité de fibres... Un p'tit kiwi et c'est reparti (j'vais la leur faire, moi, leur campagne !). En salade de fruits : ne les ajoutez qu'à la fin, sinon ils ramollissent les autres fruits. Une idée pour les servir en accompagnement, version salée : faire fondre des échalotes au beurre, ajouter des dés de kiwis et laisser mijoter 15 minutes. Ajoutez un peu de crème liquide allégée, quelques feuilles de menthe ciselée et servez avec une volaille ou un filet de porc. Panachez avec quelques rondelles de kiwis crus.

## *L'ananas fait-il maigrir ?*

C'est ce que l'on entend souvent. On a même entendu parler de cures d'ananas.

Découvert au Brésil, il a aussitôt fasciné par son parfum les conquérants venus d'Europe. Ils le baptisèrent « ananas », un mot tiré d'un terme local, *ana*, qui signifiait parfum. Aujourd'hui, 90 % de nos ananas viennent de Côte d'Ivoire.

Ce fruit exotique tient sa réputation de brûle-graisse parce qu'il est particulièrement riche en broméline, une enzyme rare qui dénature les protéines. Il est vrai que l'acidité naturelle de l'ananas stimule les sécrétions digestives et qu'elle facilite notamment la digestion de la viande de bœuf... mais elle n'a aucun effet sur les graisses. En revanche, mangez de l'ananas pour votre plaisir sans restriction car, s'il ne fait pas maigrir, il ne fait pas grossir non plus : 50 cal/100 g, comme le kiwi et moins que la banane. N'oubliez pas qu'un ananas ne se met jamais au réfrigérateur, son parfum est très envahissant et le froid n'a pas d'incidence sur sa durée de conservation.

> *À l'usage de ceux*
> *qui ne veulent pas en savoir trop*
>
> Les fruits les plus énergétiques : cerises, mangues, bananes, raisins, litchis...
> Les fruits les moins caloriques : fruits rouges, pommes, poires, melons, kiwis, prunes, abricots, ananas...

## Au rayon frais

### *Les pièges du jus de fruits*

Si vous n'avez pas le courage ou le temps de presser vos fruits, vous pouvez opter pour les jus de fruits proposés par les industriels, à condition de savoir lire les étiquettes : privilégiez les « jus de fruits frais », composés à 100 % de jus de fruits pressés. Le « pur jus de fruits » a subi une « flash pasteurisation », c'est-à-dire qu'il a été soumis à une haute température pendant un temps très court. Rien de grave, ce procédé n'entame pas sa richesse nutritionnelle mais permet d'allonger légèrement sa conservation. Les autres « jus de fruits » ou « 100 % teneur en fruits » sont enrichis de sucre et d'additifs.

Ne vous fiez pas aveuglément aux calories pour juger de l'intérêt nutritionnel d'un jus. Ainsi, le jus de carotte qui affiche moitié moins de calories que n'importe quel jus de fruits est constitué de sucres rapides, c'est-à-dire qui se transforment très rapidement en graisses et augmentent les risques de coup de pompe. En revanche, un verre de jus de carotte devient un véritable partenaire santé si vous le buvez

## Copeaux de tomates confites

*J'aime bien glisser quelques copeaux de tomates confites dans mes salades et mes plats mijotés, voire dans certaines sauces pour en rehausser la saveur. Selon la saison, ajoutez plus ou moins de sucre ou un filet de citron sur les tomates pour équilibrer leur acidité.*

1 kg de tomates mûres à point (les romas sont idéales)

3 gousses d'ail

1 cuil. à soupe de feuilles de thym

1 cuil. à café de sucre

sel et poivre

4 cuil. à soupe d'huile d'olive

Plongez les tomates 10 secondes dans l'eau bouillante et pelez-les. Coupez-les en quatre, retirez les graines et le pédoncule. Préchauffez le four à 100 °C. Huilez une feuille de papier d'aluminium, déposez les lamelles de tomates et l'ail en chemise (dans sa peau) sur cette feuille, saupoudrez de sucre, de sel, de poivre. Effeuillez un peu de thym, arrosez d'huile d'olive et enfournez. Laissez confire 2 heures. Laissez refroidir et servez ou conservez au frais.

*Conseil* : si vous souhaitez conserver les tomates plusieurs semaines, couvrez-les complètement d'huile d'olive. Attention à les prélever avec des couverts propres !

au cours d'un repas riche en sucres lents (céréales complètes, soja, banane...).

Préférez les emballages opaques, car la transparence rend le contenu perméable aux ultraviolets et n'assure donc pas la protection de la vitamine C.

On en boit quand ? Si vous mettez un point d'honneur à avaler votre verre de jus de fruits à jeun, sachez que les sucres des jus sont plus rapides que ceux des fruits entiers, c'est-à-dire qu'ils se transforment plus facilement en graisses. Par ailleurs, l'acidité des agrumes risque d'agresser votre estomac s'il n'est pas tapissé par d'autres aliments. Pour neutraliser ces effets, mieux vaut consommer les jus de fruits après ou au cours d'un repas.

### *Fromage : ayez un bon coup de fourchette*

J'aime le fromage passionnément et rien ne saurait me convaincre de le retirer de mon alimentation. Je n'ignore pas pour autant que le fromage est un redoutable pourvoyeur de matières grasses et qu'un intermède fromager mal placé peut coûter cher en calories. J'ai donc appris à aménager ma passion.

Je privilégie les fromages naturellement maigres, que je mange sans retenue tandis que j'apprécie les autres en petites portions, sans pain ni beurre pour les savourer au mieux. Le moment de la dégustation importe également. Personnellement, je ne mange le fromage qu'en plat principal ou au petit déjeuner. Ainsi ses graisses ne s'ajoutent pas aux graisses du repas et sa saveur n'est pas coincée entre la bavette et le dessert. C'est, selon moi, la meilleure façon de savourer ces joyaux.

Comme je l'ai déjà évoqué, les fromages frais ou coulants sont généralement moins gras que les fromages secs ou à pâtes dures, plus concentrés en graisses. Comté, gruyère, cantal, parmesan, sont plus riches que le camembert, la mozzarella ou le chèvre encore frais. Néanmoins, plus un fromage est sec, plus il est affiné, plus il est concentré en goût. Par conséquent, on sera très tenté de manger une boule de mozzarella en entier, par avidité de saveur, tandis que quelques éclats d'un bon parmesan suffisent à satisfaire notre palais. La nature est bien faite et le fromage en est un précieux reflet.

Autre solution : l'allégé. Très sceptique dans ce domaine, je dois reconnaître que la qualité des fromages allégés s'est sensiblement améliorée, ces dernières années. Bridelight, Fine saveur et autres pâtes filiformes sont tout à fait consommables du moment que vous prenez soin de les sortir du réfrigérateur au moins deux heures avant de les déguster pour qu'ils libèrent un maximum de saveur. Toutefois, je peine à faire la comparaison, tant les goûts de ces produits industriels – allégés ou pas – paraissent éteints au regard de ceux des fromages fermiers. Disons qu'il s'agit là de produits alternatifs, dont la douceur peut plaire à certains palais farouches ou fatigués. Une sorte de parenthèse fromagère !

Si l'allégé vous hérisse, sachez qu'il existe une multitude de fromages régionaux naturellement pauvres en graisses, que l'on trouve dans les crémeries mais aussi dans les grandes surfaces. Pas facile de les distinguer car leur taux de matières grasses est rarement mis en avant – voire carrément non mentionné pour les plus artisanaux. Pourtant, ils sont parfois moins caloriques que les fromages industriels allégés.

### *Des moins gras aux plus gras : apprenez à doser le plaisir*

Je vous livre une liste non exhaustive répertoriant un bon nombre de fromages selon leur taux de matière grasse. J'engage les amateurs de fromage à recopier et à glisser dans leur portefeuille. Le livarot largement plus léger que l'emmental : preuve que les idées reçues méritent parfois d'être un peu affinées !

Moins de 20 % : cottage cheese, ricotta légère, Bergues (Flandre), Henry IV (industriel mais facile à trouver et pas mauvais du tout), merzer (Bretagne).

De 20 à 30 % : tomme de l'Aveyron, lou magré (Gascogne), bourricot (Cantal), rocroi cendré (Ardennes), mysost (Scandinavie), tomme de Savoie à 20 %, tomme de Lomagne (Gascogne), oka (Québec).

De 31 à 40 % : parmesan, brocciu frais, pecorino, gaperon (Auvergne), feuille de Dreux (Île-de-France), riceys cendré (Champagne), vachard (côtes d'Auvergne), weisslacker (Belgique), livarot, edam (Pays-Bas), curé nantais, mahon (Espagne), mimolette (Pays-Bas), fiore sardo (Italie), brie, saint-marcellin, saint-paulin, tomme de Savoie.

De 41 à 45 % (encore tout à fait fréquentables) : pont-l'évêque, feta, coulommiers, fromage de chèvre frais, cabécou, chabichou, crottins, pouligny saint-pierre, picodon, camembert, brique du Forez, valençay, chevrotin, maroilles, boulette d'Avesnes, munster, neufchâtel, vacherin.

Fromages gras (au-delà de 45 %) mais tellement bons qu'il ne faut pas s'interdire d'en manger quelques bouchées de temps en temps : abondance, beaufort, bleus (un record pour le bresse bleu), moularen, perail, ossau iraty, comté, brebis de l'abbaye de Belloq, matocq, tourmalet, cantal, salers, laguiole, chaource, brocci sec, tomme corse, Chaumes, emmental, fontainebleau, langres, pavé d'Auge, Port-Salut, reblochon, raclette, boursault, Caprice des dieux, brillat-savarin.

Enfin, un conseil... En s'évaporant au fil du temps, l'eau laisse place à une forte concentration de graisses mais aussi de sel ! Si vous êtes sujet à l'hypertension ou à la cellulite, limitez votre consommation des fromages les plus riches en sel comme la feta, les bleus, le parmesan ainsi que les pâtes cuites très longuement affinées (cantal, mimolette...). Sachez toutefois que la feta peut être partiellement dessalée si vous la faites tremper dans l'eau pendant une nuit.

*Mozzarella : comment la choisir ?*

La meilleure mozzarella est assurément celle que l'on effeuille à la cuiller, terriblement lactique et souple, comme un coussin en plumes d'oie. Issue du lait de buffles – de bufflonnes exactement – élevés entre Naples et Rome, la « buffala » est d'ailleurs la seule qui puisse revendiquer le nom de mozzarella et qui bénéficie d'une DOP (AOC en Italie).

La mozzarella de vache est un succédané, une version économique fabriquée pour faire face à la pénurie de lait de bufflonne, rarement produite en Italie. Elle ne présente pas un grand intérêt gustatif, toutefois je vous la recommande pour un usage en cuisson – beignets ou pizzas – car elle fond uniformément et libère peu d'eau en chauffant. On trouve la buffala chez les fromagers, et même dans les grandes surfaces où elle n'est pas forcément aussi fraîche. Pour vous assurer de sa qualité, regardez la date de péremption qui doit être la plus courte possible.

Savoir choisir son fromage, c'est aussi l'acheter à sa saison idéale. À force de pouvoir se procurer toutes sortes de produits tout au long de l'année, on finit par oublier les cycles de la nature. D'une localité à une autre, la qualité du lait varie selon les saisons. Vaches, chèvres ou brebis, certains fromages gagnent à être achetés à leur apogée de saveur. Ceux que vous ne trouverez pas dans cette liste peuvent être consommés indifféremment tout au long de l'année.

Petit guide de l'amateur :

— printemps : crottin de Chavignol, pouligny saint-pierre, selles-sur-cher, saint-nectaire, beaufort ;

— été : crottin de Chavignol, pouligny-saint-pierre, selles-sur-cher, reblochon, saint-nectaire, maroilles, époisses, langres, livarot, beaufort ;

— automne : crottin de Chavignol, picodon, selles-sur-cher, reblochon, saint-nectaire, maroilles, mont-d'or, époisses, langres, livarot, camembert ;

— hiver : maroilles, mont-d'or, époisses, langres, livarot, beaufort.

### *Le beurre : une question de culture*

Ai-je besoin de vous rappeler qu'en matière d'alimentation vous ne devez rien vous interdire ? Manger un peu de tout (même les produits proscrits par les régimes) est encore la meilleure façon de maintenir un poids de forme et de rester en bonne santé. Nul ne devrait se risquer à ne plus manger que des produits diététiquement corrects sous peine d'y laisser le moral et l'équilibre. Le principal est de savoir se limiter sur les quantités, et de réussir à distinguer la faim de la gourmandise compulsive.

À ce sujet, le beurre est un produit exemplaire. S'il est composé à plus de 70 % de matières grasses animales saturées, celles qui bouchent les artères, il n'est pourtant pas question de s'en priver complètement. Certes, une bonne partie de la population mondiale vit très bien sans avoir jamais goûté le moindre morceau de beurre mais, pour ceux qui l'apprécient et dont il est partie intégrante de la culture gastronomique, pas question de l'éliminer. N'oublions pas qu'il fait partie de ces produits de plaisir qui apportent un réel réconfort tant ils sont assimilés à la tradition, à la convivialité du matin ou à l'image rassurante du gâteau de mamie.

Par ailleurs, le beurre recèle une précieuse vitamine, la vitamine A. Bénéfique à notre peau et à nos yeux, elle aide notre organisme à se défendre contre les infections de toutes sortes.

Sauf si votre cholestérol plafonne, consommer une petite quantité de beurre cru chaque jour reste absolument bénin, voire recommandé pour la santé. Quitte à manger un produit aussi riche que le beurre, faites en sorte qu'il soit de qualité, c'est-à-dire qu'il ait un vrai parfum de beurre frais pour ne pas garder un voile d'insatisfaction sur la langue. Si vous n'avez pas encore élu votre chouchou parmi l'offre

## Salade de quinoa au fenouil et orange

*N'hésitez pas à préparer cette salade à l'avance et en grande quantité, les amateurs se révèlent souvent en cours de repas.*

Pour 4 personnes

130 g de quinoa (ou 400 g de quinoa déjà cuit)

1 orange non traitée

1/2 citron non traité

1 bulbe de fenouil

1/2 échalote

3 belles feuilles de romaine

30 g de noix

2 branches de menthe

2 cuil. à soupe d'huile d'olive

sel et poivre

Lavez et zestez le demi-citron et la moitié de l'orange. Hachez les zestes. Pressez le jus de l'orange et du demi-citron. Rincez le quinoa 5 minutes sous l'eau froide. Portez à ébullition le quinoa avec une fois et demie son volume d'eau et un peu de sel. Couvrez dès l'ébullition et laissez cuire à feu très doux jusqu'à absorption (12 min. environ).

Pelez et hachez l'échalote, rincez-la brièvement. Lavez et hachez le fenouil en tout petits dés. Lavez et ciselez les herbes. Lavez et émincez les feuilles de romaine.

Dans un saladier, versez le fenouil, les jus, les échalotes, l'huile, le quinoa et les herbes, salez, poivrez et remuez. Mélangez les herbes et les noix hachées et saupoudrez la salade. Servez tel quel et remuez au dernier moment.

pléthorique proposée en grande distribution, fiez-vous à quelques signes extérieurs de qualité : pour éviter les beurres sans goût fabriqués avec du lait n'ayant pas subi de maturation et issu de vaches nourries aux granulés, privilégiez les AOC (Poitou-Charentes, Isigny ou Échiré) idéalement étiquetés « de baratte ». Si votre porte-monnaie ne vous permet pas ce privilège, recherchez la mention « extra-fin » sur les paquets. C'est le signe que la crème utilisée n'aura pas été congelée, et que l'écrémage du lait aura été pratiqué dans les quarante-huit heures. Un cran au-dessous, le beurre « fin » permet l'utilisation de 30 % de crème surgelée. J'ai constaté que ma plaquette de beurre disparaissait moins vite lorsque je le choisissais de catégorie supérieure que lorsque j'achetais du tout-venant. Plus ferme, je le dépose en petits éclats sur ma tartine plutôt que de l'étaler comme une margarine. Si toutefois vous n'arrivez pas à limiter votre consommation, suivez mes trucs : imitez les restaurants et achetez des dosettes (10 à 20 g) préemballées (désormais disponibles en grandes surfaces). Cela vous évitera la tentation de terminer la plaquette. Si vous optez pour le bloc familial, découpez un ou plusieurs petits morceaux correspondant à la quantité acceptable par petit déjeuner (15 g environ par personne) et déposez-le sur la (ou les) assiette(s). Remballez ensuite la plaquette sans tarder et remettez-la au réfrigérateur pour ne pas être tenté d'y revenir.

### *Beurre ou margarine ?*

On se demande souvent s'il vaut mieux privilégier les margarines au détriment du beurre. Certes, celles-là affichent un taux de matières grasses saturées d'environ 25 %, soit près de deux fois inférieur à celui du beurre. Issues de matières grasses végétales, les margarines sont en quelque sorte de l'huile solidifiée. Leurs qualités nutritionnelles dépendent de l'huile à partir de laquelle elles sont fabriquées (voir plus loin, dans le chapitre « Du côté épicerie »). Pour leur donner la consistance d'une margarine, les huiles sont hydrogénées (on y injecte de l'hydrogène), ce qui anéantit une partie de leurs bénéfices naturels. Pour être certain que leurs graisses soient au maximum de leurs bienfaits, achetez la margarine la plus molle possible, c'est-à-dire la moins hydrogénée. Enfin, si vous surveillez votre taux de cholestérol, mieux vaut utiliser les nouveaux produits spécifiques mis en vente récemment plutôt que la margarine simple.

Côté fourneaux, il est vrai que la margarine supporte mieux la chaleur que le beurre – cuit « noisette » ou « noir », le beurre libère des substances nocives, ce qui explique que le beurre noir soit interdit en restauration. Toutefois, si la margarine s'adapte très bien aux rissolages, elle n'est pas conseillée pour les fritures et ne doit pas être réutilisée après cuisson.

Côté calories, à moins de privilégier l'allégée, la margarine n'est pas moins grasse que le beurre car elle contient exactement le même taux de lipides (graisses). Par contre, elle est très pauvre en vitamine A.

Pour un usage cru, privilégiez donc le beurre ou les margarines au colza et autre pâtes à tartiner anticholestérol si vous présentez des risques cardio-vasculaires. La margarine s'accommode très bien des cuissons douces mais, pour les cuissons à forte température, préférez les huiles de tournesol ou de pépins de raisin.

### *Yaourts ou « spécialités laitières » ?*

Au même titre que le beurre, le yaourt est un produit ouvertement régressif dont la suavité évoque le lait de la mère (j'assume pleinement la subjectivité de ce propos !). Est-ce cela qui explique son succès exponentiel dans l'alimentation occidentale ? Les industriels ne sont pas restés longtemps indifférents à l'enjeu que représente ce marché ; ils nous offrent sans cesse de nouveaux parfums et de nouvelles textures. Devant la diversification des méthodes de fabrication et des variétés de yaourts, le législateur s'est vu obligé de définir précisément l'appellation « yaourt ». Il s'agit donc légalement de lait fermenté stérilisé ensemencé par deux bactéries spécifiques dont je vous épargne les petits noms pas très communs. Ainsi, le yaourt a désormais un clone : la « spécialité laitière », désignation fourre-tout regroupant ce qui ne peut prétendre à une appellation traditionnelle. Le lait utilisé pour sa fabrication est généralement coagulé par l'ajout de bactéries autres que celles du yaourt et de coagulants tels que l'amidon ou la gélatine alimentaire.

Allégés ou non, les yaourts ont les mêmes propriétés nutritionnelles que le lait (richesse en calcium, en protéines et en vitamine B qui favorise la transformation des sucres alimentaires). Ces bénéfices sont par ailleurs considérablement augmentés par l'action des ferments lactiques qui produisent de nouvelles vitamines, prédigèrent les protéines et favorisent l'assimilation du calcium. Le yaourt est donc largement plus digeste que le lait et moins gras que le fromage. À noter que les yaourts nature, les plus basiques, sont aussi les moins chers ; fabriqués à partir de lait demi-écrémé, ils sont naturellement pauvres en graisses (pas plus de 3,3 % même lorsqu'ils contiennent du lait entier). On peut donc légitimement se questionner sur l'opportunité de consommer des yaourts allégés (0 %), dont l'économie de calories est inversement proportionnelle au battage marketing et à la hausse de prix qui l'accompagne.

La plupart de ces produits allégés font désormais partie des « spécialités laitières ». Dans cette catégorie, méfiez-vous de la nouvelle génération de produits laitiers semi-allégés (moins de 1 % de matières grasses, etc.) qui ne représentent qu'une économie infime de matières grasses souvent compensée par une importante quantité de sucres. Quand on s'aperçoit qu'un pot de spécialité laitière à la vanille fabriquée par une grande marque de produits allégés compte 100 cal/100 g et coûte 4 euros/kg, on se demande si l'on n'a pas intérêt à ajouter soi-même une pointe de miel ou de cassonade à un yaourt nature non allégé à 1,68 euro le kilo et 60 cal/100 g ?

Méfiez-vous également des yaourts aromatisés au parfum de n'importe quoi : tarte tatin, ou cerises façon clafoutis. Plus la recette est compliquée plus la proportion d'arômes artificiels et d'additifs sera grande. « Pour apporter de la nouveauté à tout prix, les industriels cherchent à susciter constamment l'envie, jouant sur l'envie psycho-affective que l'on a du produit. Un mécanisme qui à la longue peut renforcer l'obésité », déclarait récemment à ce sujet la responsable de l'Agence française de sécurité alimentaire (AFSSA) dans le journal *Régal*.

Les yaourts à boire, dont les enfants sont friands, sont à peine préférables aux sodas. Présentés comme diététiquement corrects, ils affichent un taux de calcium anecdotique tandis qu'ils apportent d'importantes quantités de sucres et de graisses. On peut déplorer que les allégés ne représentent pas une réelle alternative nutritionnelle : les édulcorants y sont tellement fortement dosés qu'ils rendent les enfants plus accros encore au goût sucré.

Inconditionnelle des yaourts, comme en témoigne la longueur de ce paragraphe, je ne craque pas moins sur les glaces au yaourt, très populaires aux États-Unis et récemment introduites en France. Bénéficiant de l'image positive du yaourt, elles sont néanmoins souvent plus caloriques que les glaces normales car plus riches en lipides. En revanche, rien ne vous empêche de les fabriquer vous-même : entreposez un pot de yaourt aux fruits – éventuellement allégé – dans le congélateur. Remuez deux fois à 3 heures d'intervalle, à l'aide d'une fourchette pour éviter la formation de paillettes, comme pour une glace traditionnelle. Dégustez en faisant fondre le yaourt glacé sur votre langue. C'est délicieux, bien moins gras qu'une glace, moins sucré qu'un sorbet et beaucoup plus long à manger qu'un yaourt lambda ! Autre version, encore plus riche en fruits : mixez 250 grammes de fruits surgelés de votre choix avec un pot de yaourt bien froid et, éventuellement, un peu d'édulcorant. À manger sans tarder ! Yaourts ou dérivés, je vous recommande d'en consommer deux par jour, ce qui représente déjà la moitié des quatre produits laitiers que les nutritionnistes nous conseillent de consommer quotidiennement.

### *Et le lait dans tout ça ?*

Je n'irai pas par quatre chemins : indispensable à la croissance de l'enfant, le lait est proprement inutile à l'adulte. Indigeste et gras, son seul intérêt réside dans son apport en calcium. En cela, il peut aisément être remplacé par du fromage ou des yaourts.

S'il est déconseillé de le consommer cru, en guise de boisson, le lait constitue néanmoins l'un des ingrédients de base de votre cuisine. Choisissez-le demi-écrémé, ou écrémé si vous voulez à tout prix limiter les graisses. Si vous le consommez frais ou s'il est la base de votre recette, achetez du lait frais pasteurisé au rayon frais pour bénéficier au maximum de ses parfums. Sinon, ayez toujours quelques bouteilles de lait stérilisé, éventuellement UHT, dans vos placards. Si celui-ci se garde plusieurs mois, il doit être consommé dans les trois ou quatre jours qui suivent l'ouverture de la bouteille.

Personnellement, je bois une ou deux fois par jour ma boisson favorite, sorte de compromis entre le « lassi » indien et le « café blanc » oriental : il s'agit d'un mélange à quantité égale d'Actimel 0 % et d'eau minérale fraîche auquel je rajoute une cuillerée à café d'eau de fleur d'oranger. À boire au réveil, quinze à trente minutes avant le petit déjeuner pour calmer l'appétit et réhydrater le corps en douceur. Pensez à préparer votre « lassi blanc » à l'avance, versez-le dans une bouteille et gardez-le au frais. À savoir : l'eau de fleur d'oranger a des vertus apaisantes bien connues au Moyen-Orient et peut être l'alliée des insomniaques.

## Crèmes brûlées de potimarron aux épices

*Comme beaucoup de légumes, le potimarron se prête aussi bien à des préparations salées que sucrées. L'occasion de faire le plein de fibres et de diminuer les sucres et les matières grasses sans perdre l'onctuosité de votre préparation. Si vous en trouvez, utilisez du potimarron biologique car la recette implique d'utiliser leur peau. Sinon, pelez-le et pesez-le ensuite.*

Pour 6 personnes

1/2 potimarron de 600 g

3 œufs (65 g environ)

30 cl de crème liquide allégée

épices : vanille, cannelle, muscade, girofle, poivre blanc

45 g de cassonade

Préchauffez le four à 120 °C (th. 4). Lavez à fond le potimarron en le frottant bien. Coupez-le en deux, retirez les graines et emballez chaque quartier dans un peu de film alimentaire. Piquez avec la pointe du couteau et faites cuire 10 minutes environ à 900 watts (il doit être bien mou). Moulinez pour réduire en purée à la grille fine, peau comprise.
Fouettez les œufs avec 15 grammes de cassonade, et les épices. Ajoutez la purée de potimarron et fouettez intimement. Répartissez dans des ramequins évasés et faites cuire 40 minutes au bain-marie. Laissez refroidir et mettez au frais une nuit. Le lendemain, saupoudrez du reste de cassonade et passez une minute sous le gril du four. Servez, accompagné de confiture de goyave détendue à l'eau et à l'eau de rose.

### *Réhabilitons la crème*

Dans la série des idées reçues auxquelles il est bon de faire un sort : la crème que l'on accuse souvent d'être très riche est néanmoins le moins gras des corps gras. Elle est moins grasse que le beurre (n'oublions pas, il faut 3 kilos de crème pour obtenir un kilo de beurre) et trois fois moins grasse que l'huile ! À titre indicatif, 100 grammes de crème épaisse ou liquide contiennent environ 300 calories contre 700 pour le beurre et 900 pour l'huile. N'oublions pas non plus que, contrairement à l'huile, la crème se trouve dans une version allégée : de 12 à 15 % de matières grasses (donc moitié moins de calories). Si la crème allégée supporte aisément d'être cuisinée, n'espérez pas la monter en chantilly.

### *L'œuf universel*

L'œuf est un produit universel, bon marché et très facile à cuisiner. Il est, par ailleurs, une des meilleures sources de protéines dont nous disposons, aux côtés de la viande ou du poisson gras. Sa richesse en cholestérol peut être modérée si l'on prend soin d'éliminer systématiquement un jaune sur deux en cuisine. Sachez toutefois que les œufs ne représentent aucun danger pour les personnes qui ne sont pas « à risque cardio-vasculaire ».

Un petit conseil : l'œuf n'est pas cher, c'est une bonne raison pour ne pas faire d'économies sur sa qualité.

Même si les menaces de salmonellose sont quasiment nulles aujourd'hui, les œufs restent un produit très sensible et leur vente est donc ultra-réglementée. Ils sont classés suivants trois catégories : A, B, C. Ceux que vous trouvez dans le commerce doivent être de catégorie A. C'est une garantie de base, à l'instar de l'huile d'olive « première pression ». Les B et C sont utilisés principalement par l'industrie agroalimentaire (gâteaux, mayos). Vérifiez également leur calibre car, si vous utilisez de gros œufs dans une recette qui a été réalisée avec des œufs moyens, votre gâteau risque de virer au soufflé ! Pour vous y retrouver, sachez que les œufs sont classés comme les huîtres : le plus petit chiffre correspond au plus gros calibre. De 1 pour les plus gros, à 7 pour les plus petits (45 g environ). Pour ne pas risquer le déséquilibre, mieux vaut rester dans la moyenne et opter pour les calibres moyens qui sont les plus fréquents (60 à 70 g).

Méfiez-vous des mentions bidon : « œufs coque », « œufs de ferme » ou « œufs du jour », qui n'ont aucune valeur légale. Par ailleurs, la couleur de la coquille n'apporte aucune indication quant à sa qualité, elle ne dépend que de la race des poules.

Pour garantir une fraîcheur longue durée, achetez les extra-frais, ils le resteront pendant les huit jours qui suivent l'achat, ce qui est indispensable si vous les consommez coque, mollets ou crus. Enfin, ne prenez pas le risque de les acheter à l'unité (même chez le crémier) car la date de ponte est rarement mentionnée sur la coquille. Dans tous les cas, n'écrivez jamais la date vous-même au feutre sur la coquille car celle-ci est très poreuse. Reste l'option du crayon papier mais on a connu plus sûr...

## *Charcuterie : les valeurs sûres*

La charcuterie de grande surface présente un avantage comparé à celle du restaurant ou du charcutier : vous pouvez contrôler précisément sa composition grâce au tableau qui figure sur l'emballage, et ainsi privilégier les moins grasses (qui ne sont – je me répète – pas forcément les moins savoureuses). Sachant que le taux de matières grasses des charcuteries se situe entre 10 et 45 %, il n'est pas difficile de limiter son choix aux produits ne dépassant pas 20 %, ce qui reste tout à fait acceptable pour votre ligne.

Les valeurs sûres : fromage de tête, hure, jambon persillé, jambon blanc, bresaola, viande des Grisons, certains boudins blancs (à base de volaille), bacon, andouille et andouillette.

N'oubliez pas non plus que la charcuterie ne se limite pas au cochon. Je vous rappelle que, selon le Larousse gastronomique, elles peuvent être préparées avec « tous les produits à base de viande et d'abats de porc, de volaille, de gibier, de veau, de bœuf, de mouton, mais aussi de poisson et de crustacés ». Essayez les rillettes de volaille (celles de Fleury Michon, aromatisées à la ciboulette, sont délicieuses et bien moins grasses que les rillettes traditionnelles), le bœuf séché (bresaola), les pâtés de volaille, de lapin ou de gibier, les mousses, pâtés ou terrines à base de foie.

Au rayon des charcuteries les plus grasses, on trouve les saucissons mais aussi et surtout le chorizo, le foie gras et le salami (50 % de matières grasses, un record !). Au-delà de leur teneur en lipides, les charcuteries sont un véritable paradoxe nutritionnel : si elles sont riches en cholestérol, elles sont une mine de protéines et leur graisse est constituée à 50 % d'acides gras insaturés, bénéfiques au cœur et aux vaisseaux. Autant dire qu'il n'est nul besoin de se priver de charcuteries dans la mesure où on les choisit maigres et que l'on n'en consomme pas trop fréquemment.

N'oublions pas que le gras est véhicule de goût et que la valeur d'un produit charcutier tient essentiellement à la qualité de sa matière première, aux conditions de son affinage et à l'équilibre entre les matières grasses et les matières sèches. À chacun son équation idéale !

Attention : gras ou pas, la charcuterie est souvent très salée et peu représenter un risque pour ceux que guettent les risques d'hypertension. Une fois entamé, votre saucisson devrait tenir le haut du panier pendant un mois si vous prenez soin de recouvrir l'entame de papier film sans jamais l'emballer entièrement au risque qu'il suinte et pourrisse rapidement. Évitez également le papier d'aluminium qui accélère le processus d'oxydation.

## Chez le boucher

La viande est un aliment qu'il faut savoir apprivoiser. Il est inutile d'en faire une consommation quotidienne mais l'on doit veiller à ne pas non plus la diaboliser. Elle est énergétique, ne contient pas de sucre, et reste sans conteste la plus importante source de protéines disponible dans notre alimentation.

Elle présente néanmoins des inconvénients : certains morceaux sont pourvoyeurs de mauvaises graisses (saturées donc menaçantes pour nos artères), elle est souvent riche en cholestérol et sa cuisson à haute température peut être nocive pour la santé.

Bon à savoir : les viandes grasses ne sont pas forcément celles que l'on croit. Comme en charcuterie, il existe dans la viande fraîche des morceaux naturellement maigres et très savoureux. Quels que soient les morceaux auxquels va votre préférence, il est déconseillé de manger de la viande plus de cinq fois par semaine. Alors, choisissez bien !

Personnellement, j'achète ma viande chez le boucher plutôt qu'au supermarché. Je n'affirmerai pas qu'elle y est systématiquement meilleure mais les boucheries restent nombreuses en ville, contrairement aux poissonneries. On peut donc choisir « sa » boucherie et le lien que l'on tisse avec son boucher est la meilleure des garanties de qualité. La pièce du boucher (l'araignée, l'onglet de veau...) que celui-ci ira vous dégotter dans son arrière-boutique pour satisfaire l'amateur qu'il devine en vous, n'a pas de prix ! Bien sûr, si vous entrez dans la première boucherie venue et que vous y soyez à peu près aussi prolixe que dans un Photomaton, mieux vaut encore faire vos courses au supermarché. Le débit et les règles d'hygiène très strictes appliquées aux grandes surfaces mettent le consommateur à l'abri d'un bon nombre de risques (indépendamment des épidémies). Au-delà des achats de dépannage, le supermarché est donc tout particulièrement recommandé pour ceux qui ne sont pas « accros de viande », qui ne l'apprécient pas rassise comme certains bouchers passionnés la proposent.

Supermarché ou boucherie de quartier, apprenez à faire vos choix en fonction des taux de matières grasses pour manger léger sans régime... et sans anémie !

## *Suivez le bœuf*

Le bœuf offre de nombreux morceaux maigres : foncez sur le faux-filet, la bavette, l'onglet, le bifteck, les tripes, le cœur, la queue, le rumsteck, la tranche, le tournedos, l'araignée, le jarret, le flanchet et surtout sur le filet et le rosbif. Limitez au contraire la consommation des morceaux les plus gras : entrecôte, côte (le pire), gîte, aloyau, tendron, plat de côtes, paleron et échine.

Pour faire votre choix, souvenez-vous que les viandes les plus réputées proviennent des races « à viande » qui ne sont pas destinées à la production de lait : charolaise, aquitaine, limousine, aubrac, salers. Il existe aussi des races locales (bazadaise, parthenaise), taureau de Camargue (AOC), etc. Si vous voulez acheter du bœuf haché chez votre boucher, exigez qu'il le soit devant vous. N'essayez pas de le hacher vous-même, les hachoirs ménagers réduisent généralement la viande en bouillie.

La viande de bœuf « fraîche » est un leurre : le bœuf n'est jamais vendu après l'abattage et la découpe. Elle est mise à « mûrir » en chambre froide pendant dix à vingt jours pour l'attendrir et permettre à son goût de se fixer.

Un bon boucher achète ses carcasses entières. Essayez de jeter un coup d'œil dans la chambre froide. Si les morceaux arrivent prédécoupés, il lui est plus difficile de vérifier l'origine de sa viande et, pour vous, ce sera un peu la loterie. C'est souvent par souci de rentabilité que les commerçants se laissent aller à vendre de la viande trop ferme, trop jeune. Cette distinction est moins valable pour la viande destinée à être braisée ou bouillie.

## Purée de potimarron au curcuma au micro-ondes

*Le revoilà, mon potimarron adoré, que je cuisine à toutes les sauces, mêmes sucrées ! Ici, il s'agit juste de le mettre en purée, sans s'embêter à essayer de le peler. J'apprécie particulièrement son alliance avec le curcuma mais si vous n'en avez pas, ajoutez un voile de curry.*

Pour 4 personnes

1 petit potimarron de 1 kg

1/2 cuil. à café de curcuma

5 cl de crème liquide allégée

15 g de beurre

sel et poivre blanc

Lavez la peau du potimarron. Coupez les extrémités, ouvrez-le en deux et retirez les graines et les cloisons. Emballez-le dans du papier film, percez quelques trous avec la pointe d'un couteau et mettez-le à cuire 10 minutes au micro-ondes à 900 watts (ou 12 minutes à 800 watts).
Déballez-le, prélevez à la cuiller la peau sur la chair et écrasez-la à la fourchette. Ajoutez le beurre, la crème et le curcuma. Servez tout de suite ou faites réchauffer avant de servir 2 minutes au micro-ondes.

Côté label, la mention VF (viande française) ou V(iande) B(ovine) F(rançaise) assure l'origine des carcasses. *Idem* pour le label AB. Mais si le label assure que la viande peut être consommée sans danger, il ne garantit pas qu'elle sera tendre et savoureuse. Si nous avons toutes les raisons d'être fiers de notre viande, il serait dommage de ne pas s'accorder la flaveur de l'angus écossais ou du délectable *english beef* quand il est disponible !

## *Retour à l'agneau*

Dans l'ensemble, l'agneau est une viande grasse qui n'a pas très bonne réputation auprès des nutritionnistes. Riche en graisses saturées, elle est souvent bannie des régimes. Au risque de me répéter, mon intention n'est pas de vous mettre au régime mais plutôt de vous donner les clefs pour garder la ligne sans frustrations. Je ne voudrais pas manquer l'occasion de briser un dangereux tabou en réhabilitant quelques morceaux de nos chers et tendres agneaux.

Notez, par exemple, que le filet d'agneau est plus maigre que n'importe quelle partie du bœuf, que l'épaule, la noix de côte et le gigot restent très fréquentables une fois dégraissés, que le rognon est outrageusement pauvre en graisses (mais pas en cholestérol, pas facile de s'y retrouver !).

Évitez en revanche les côtelettes, la selle, la poitrine, le collier, le haut de côte et l'épaule quand ils ne sont pas dégraissés en surface.

Pour faire le malin chez le boucher, sachez que l'agneau compte treize côtes qui, ensemble, forment le « carré » complet. Elles se divisent en trois groupes : les côtes découvertes (les plus prisées par les amateurs car les plus juteuses), les côtes secondes (à la bordure très grasse) et les côtes premières dont on tire les noisettes. Il est utile de savoir que ce dernier morceau est le plus important gisement de fer, tous morceaux de viande confondus. Les meilleures provenances sont de Pauillac (agneau de lait), de Sisteron, des Alpilles ou de pré-salé.

### *Le veau : morceaux de choix*

Troisième viande bovine de notre répertoire, le veau contient beaucoup de protéines et peu de lipides. Au rang des morceaux les plus maigres : la noix (pour les escalopes), le foie, le jarret, les ris et rognons. Morceaux de choix, le rôti (en général pris dans le quasi) et la côte sont loin d'être déraisonnables tant que vous ne les noyez pas sous une déferlante de crème fraîche. Seule l'épaule affiche une plus importante concentration de matières grasses, mais pas de quoi se priver d'une bonne blanquette de temps en temps... Pour faire votre choix, préférez toujours le veau élevé sous la mère (entre trois et cinq mois d'âge) ou le veau fermier de lait, à la chair rosée et brillante.

Les viandes bovines étant parmi les plus grasses et les plus riches en cholestérol, n'ayez aucun complexe à varier les plaisirs et ne vous privez pas de celles qui sont les meilleures partenaires de votre ligne : lapin, gibier sauvage, volailles sans la peau (surtout la dinde et la pintade).

### *Classé fermier*

Les volailles sont des nourritures parfaites : elles affichent une quasi-absence de cholestérol, des protéines d'excellente qualité, un faible taux de calories (110 cal/100 g pour le blanc) et une très grande digestibilité. Même s'il ne possède aucune autre distinction, votre poulet doit être classé « fermier », ce qui vous assure une existence de onze semaines minimum en dehors des élevages intensifs. Pour contourner l'avalanche des poulets de batterie (70 % du marché), évitez d'acheter votre volaille en pièces détachées et optez pour les appellations et labels reconnus (Label rouge, AB, Bresse, Loué, Maine, Gers, Bretagne, cousou de Rennes, géline de Touraine, poulette de Racan...), selon vos moyens.

### *Vive les abats !*

Depuis que les vaches ont recouvré la raison, les produits tripiers ont la cote. Je vous accorde que leur désignation n'est pas ultrasexy, mais si je vous dis foie de veau au vinaigre, rognons au porto, ris de veau à la cannelle, joue ou queue de bœuf mijotées, parions que je commence à vous intéresser ! Bonne nouvelle : les abats, au naturel, sont pour la plupart riches en vitamines, en fer et autres minéraux dotés d'un pouvoir protecteur sur notre organisme. La santé, d'accord, mais la balance ? Eh bien, elle pencherait elle aussi plutôt en faveur des abats. J'en veux pour preuve le poids en calories des tripes, des ris ou du foie, souvent inférieur à celui des poissons gras ! Seuls les ennemis du cholestérol se tiendront à distance des rognons et du foie.

#### *Viande et conscience*

La consommation de viande des pays occidentaux est jugée globalement trop élevée par les médecins, un comportement qui influe sur notre santé (provoquant notamment des maladies cardio-vasculaires) mais aussi sur notre environnement. La production d'une calorie animale nécessite sept à dix fois plus de surface cultivée et de volume d'eau que la production d'une calorie végétale. Ainsi, à l'échelle mondiale, une consommation excessive de viande (plus de quatre ou cinq fois par semaine) n'est pas sans influence sur la déforestation et le réchauffement climatique. Des produits végétaux comme le soja, le quinoa, les graines et lentilles contiennent des taux de protéines suffisamment élevés pour nous fournir un niveau de protéine équivalant à celui de notre viande adorée. Pensez-y !

Adoptés par raison, les abats ont encore du chemin à faire pour se réconcilier avec les tabliers. Une tannée, à dégorger, cuire ou mijoter ? Tout dépend si vous suivez les conseils de

Julie ou d'Escoffier. Entre nous, le foie n'a besoin d'aucun apprêt, si ce n'est un petit bain de lait pour développer sa tendreté. Les rognons se laissent poêler entiers, et s'arrosent d'une sauce acidulée, qui peut même être préparée à l'avance. La joue se cuit en pot-au-feu et le ris se laisse parer par votre boucher pour n'avoir plus qu'à être fariné et poêlé. Côté tripes, elles doivent être ultrafraîches mais pour la cuisson, franchement, je n'en sais rien parce que je n'aime pas mais vraiment pas du tout ça ! Et vous ?

## Chez le poissonnier

Faisons le point : les bienfaits du poisson font, plus que jamais, l'unanimité. Favorisée par les crises alimentaires qui ont touché successivement bovins et volailles, notre consommation de poisson est en augmentation constante (+ 25 % en sept ans, source : Office national interprofessionnel des produits de la mer). Pourtant, nous le cuisinons de moins en moins. Il faut reconnaître que le poisson impose des exigences qui sont autant de contraintes : nécessité de fraîcheur absolue, cuisson millimétrée, préparation à la dernière minute. Sans compter que notre phobie des arêtes nous a conduits à dénigrer les spécimens entiers au profit des filets, amputant du même coup les poissons d'une précieuse source de saveur.

En France, plus de 60 % de la distribution des produits de la mer se fait par GMS (grandes et moyennes surfaces) : un record inégalé dans l'histoire de notre consommation, qui explique la disparition progressive des poissonneries indépendantes ! L'augmentation de notre consommation de poisson profite donc en priorité aux grandes surfaces et à l'industrie des plats cuisinés tandis que le poisson frais se raréfie dans les cabas. Nous n'achetons pas plus d'un kilo de poisson frais par personne et par an, privilégiant désormais les filets préemballés, surgelés et autres surimis. Les fameux bâtonnets de protéines de poisson, auxquels on ajoute sucres et polyphosphates, ont la réputation d'être très bon marché. Ils sont pourtant presque deux fois plus chers que du maquereau en filets, pourtant si simples à cuisiner (voir recette p. 59). Si la fraîcheur des poissons est rarement prise en défaut en grande surface grâce à l'importance du débit et l'affichage des dates de péremption sur les produits préemballés, l'excellence n'est pas forcément le mot d'ordre. Pour assurer une offre constante, calibrée et bon marché, les poissons d'élevage et ceux des mers chaudes (plus fades que ceux des mers froides) règnent en maîtres. Pas question de mettre tout le monde dans la même nasse pour autant : certains poissons de pisciculture peuvent être de très bonne qualité. Tout dépend des conditions d'élevage. Des bassins exigus et une densité trop forte rendront leur peau plus épaisse, leur chair plus grasse et moins intéressante pour notre santé.

## *L'œil brillant et l'ouïe rose*

Acheter un poisson frais n'est pas si facile pour ceux qui n'habitent pas le bord de mer et ne sont pas familiarisés avec le choix du poisson. Pour distinguer un poisson fringant d'un vieux loup de mer, n'hésitez pas à le scruter attentivement : si vous le pouvez, sentez-le : il doit dégager une agréable odeur de marée, voire d'algues mais surtout pas d'ammoniac. La peau doit être bien tendue, l'œil brillant, transparent et bombé, occupant toute la cavité de l'orbite, les ouïes bien adhérentes et bien rosées, et enfin son corps doit être plutôt raide et ferme. Si la marque de votre doigt reste sur sa surface, c'est mauvais signe. Je vous engage à passer en revue les spécimens proposés par votre poissonnier ; toutefois, pour éviter les mauvaises surprises, le meilleur conseil reste de ne jamais partir chez le poissonnier avec une idée arrêtée.

Le poisson a la réputation d'être un produit cher. Il l'est d'autant moins que l'on connaît les espèces et que l'on ne se limite pas aux poissons « gastronomiques » (bar, sole, saint-pierre, turbot...). Redécouvrez les poissons bon marché, dont les prix reflètent davantage l'abondance et les sursauts de la

## Kibbé de potimarron

*Le plat libanais à base de blé concassé séché (boulgour) peut se cuisiner avec de la viance hachée ou de la purée de légumes. Cette dernière version est à tomber... le plus diététique des gratins !*

Pour 6 personnes

- 1 potimarron de 1 à 1,2 kg
- 200 g de boulgour fin
- 2 cuil. à soupe d'huile d'olive
- 2 oignons
- 1/2 bouquet de menthe
- 3 gousses d'ail
- 1/2 cuil. à café de cannelle
- piment
- 1 cuil. à café de sel

Préchauffez le four à 200 °C (th. 6-7). Lavez le boulgour. Lavez le potimarron et coupez-le en morceaux. Faites-le cuire avec la peau au micro-ondes ou à la vapeur. Passez au moulin à légumes et ajoutez le boulgour égoutté. Hachez finement les oignons, l'ail et la menthe, ajoutez les épices et le sel, et incorporez à la préparation.
Mélangez bien. Étalez dans un plat à gratin huilé (de 20 cm de côté environ), lissez la surface avec la main huilée et enfournez. Faites cuire 40 minutes. Servez chaud mais pas brûlant.

mode qu'un déficit de saveurs : merlans, maquereaux, sardines, harengs, dorade grise, chinchard... Pour preuve, la morue, autrefois poisson « du pauvre », devenu mets de luxe depuis que les réserves s'épuisent. N'oubliez pas aussi que la règle des saisons s'applique aux poissons comme aux végétaux : plus le produit est abondant, moins il sera cher. Laissez-vous guider par votre poissonnier et achetez en priorité la pêche du jour. Fraîcheur garantie !

### *Sauvages ou d'élevage ?*

Si tout est bon dans le poisson, ce n'est pas pour autant que tous les poissons sont recommandés. Tandis que les nutritionnistes nous engagent à consommer du poisson sans modération, les écologistes tentent de nous mobiliser contre la surpêche qui menace actuellement les trois quarts des réserves de poisson de la planète. On serait donc tenté de privilégier les poissons d'élevage mais c'est alors que le chœur des scientifiques se lève pour nous mettre en garde contre les possibles dangers : fermes aquacoles polluantes, usage de granulés qui accélèrent la disparition de quantité de petits poissons (il faut quatre kilos de petits poissons – maquereaux, sardines – pour obtenir un kilo de saumon ou de bar d'élevage), vaccinations douteuses pour résister à la promiscuité, etc. Un tableau pas franchement réjouissant qui pourrait faire passer la consommation de charcuteries pour un acte de salut public !

Jusqu'à présent, les signes extérieurs que j'ai énumérés suffisaient pour choisir le poisson idéal. Désormais, pour le développement durable de notre corps autant que pour celui de notre environnement, il est utile de prendre en compte d'autres critères, écologiques et sanitaires. Comment continuer d'ignorer qu'un tiers des prises est rejeté par-dessus bord ? Considérée comme déchets, cette « surpêche » est sacrifiée, soit parce qu'elle est constituée d'espèces non visées, soit parce que cette prise annexe n'a pas de débouchés commerciaux.

Sans se prendre pour un *Rainbow Warrior*, on peut

néanmoins s'étonner que l'on ne réagisse pas davantage à l'exploitation des milieux marins, au risque de laisser disparaître des espèces et de détruire l'équilibre écologique de certains pays. En Europe, une réglementation plus sévère est en train de se mettre en place pour limiter la pêche destructrice (pêche illégale et surpêche). La prévention aurait été préférable à la répression : la pêche de la morue d'Atlantique est désormais très contrôlée mais il n'est pas dit que la reproduction puisse être relancée naturellement. Récemment, un organisme onusien a interdit toute exportation de caviar et autres produits d'esturgeon sauvage issus de la mer Caspienne pour contrer la quasi-disparition des stocks de ce poisson. Combien d'autres espèces de poissons mériteraient ce traitement dès maintenant si nous voulons encore pouvoir profiter de leur saveur dans cinq ou dix ans ? Ne pourrait-on contrôler le maillage des filets pour éviter un ratissage aveugle, terriblement dommageable ? Les fermes aquacoles ne devraient-elles pas être soumises à des contrôles plus stricts afin d'éviter la pollution contingente ?

Pour revenir à nos caddies, on peut saluer l'initiative privée de certaines grandes enseignes, qui ont décidé de retirer de la vente les espèces les plus menacées au profit de poissons dont l'élevage n'a qu'une faible empreinte sur l'environnement. C'est le cas du groupe Auchan qui commercialise une nouvelle espèce, le tilapia, élevé au Brésil selon des règles écologiques très strictes. Cette même enseigne déclare s'interdire de pêcher certains poissons sauvages à l'époque de leur reproduction afin de protéger l'espèce. Autre prise de position louable : Carrefour a décidé de commercialiser des filets de poisson (surgelés) pêchés dans des conditions qui ne menacent pas la reproduction de l'espèce. Un logo nous permet de distinguer cette « pêche responsable ». Monoprix et le groupe U se rangent derrière le très sérieux logo MSC (*Marine Stewardship Council*)[1] et proposent des filets de merlu d'Afrique du Sud labellisés écologiques par l'association, à

1. MSC : www.msc.org

l'instar de ED et son saumon sauvage d'Alaska. Conscience écologique ou coup marketing, quoi qu'il en soit, on peut souhaiter que ces initiatives fassent école...

En effectuant des recherches sur le sujet, j'ai trouvé un nombre considérable d'informations mais très peu de conseils pratiques permettant d'éclairer notre consommation. Pas facile d'acheter écolo. En résumé, le label biologique ou AB reste l'une des rares garanties de qualité pour ce qui concerne l'élevage : il suppose l'interdiction de l'utilisation de médicaments ou de génie génétique, et les conditions d'élevage y sont « acceptables » pour l'environnement. Cela ne signifie en aucun cas que les élevages traditionnels soient tous douteux, mais le consommateur a bien peu d'éléments pour les départager. Plus pertinent encore en matière d'écologie, le label bleu MSC certifie que le produit provient d'une pêcherie respectueuse de l'environnement et n'a pas contribué au problème de surpêche.

Pour vous aider à faire vos choix, je vous propose la liste des poissons les plus écologiquement corrects, établie par Greenpeace en juin 2006[1]. Attention, ne vous arrêtez pas au seul nom de l'espèce : certains poissons peuvent proliférer dans un pays et se raréfier dangereusement ailleurs. Lisez ou demandez les provenances ; depuis peu leur affichage est indispensable ! Bien sûr, ce classement est purement informatif. Il a pour vocation principale d'éveiller les consciences sur un problème écologique encore méconnu du grand public. Pas question de vous interdire de manger du thon en boîte ou du saumon frais mais plutôt de vous aider à orienter votre consommation.

## *Une liste à méditer*

*À fond :*

— le maquereau : les réserves de l'Atlantique et de la Méditerranée n'accusent aucun tarissement tandis que celles

1. http://info.greenpeace.ch/fr/diversite/documents/200506

de la mer du Nord peinent à se rétablir malgré une réduction de la pêche. À noter : les prises annexes (autres poissons prisonniers des filets) sont très limitées car les maquereaux vivent en bancs, près de la surface de l'eau. Jacques Le Divellec, lui aussi soucieux de préserver les réserves marines, célèbre ce poisson jusqu'à affirmer qu'en matière de carpaccio il n'y a pas mieux que le maquereau ;

— le hareng : c'est tout bon ! Un exemple encourageant de réhabilitation d'une espèce : à la fin des années 1970, la pêche des harengs a été interdite en mer du Nord, ce qui a permis le rétablissement des stocks. L'Atlantique Nord n'accuse pas de baisse de stock notable ;

— la carpe : en dehors de la communauté ashkénaze, on ne peut pas dire que ce poisson déchaîne des passions gourmandes. À redécouvrir, peut-être ? Sa qualité dépend essentiellement de son environnement. Préférez celles qui vivent dans des fonds sablonneux à celles qui évoluent dans la vase. En cuisine, inspirez-vous des recettes de poissons de rivière (brochet, sandre...) ;

— les moules : elles proviennent généralement d'aquacultures et ne nécessitent que peu de traitement ;

— le calamar : nous en raffolons et la demande a énormément augmenté sur toute la planète. Les calamars ayant un cycle de vie court, ils sont considérés comme très résistants à la surpêche ;

— la dorade et le loup de mer : ces espèces n'étant pas trop lourdement menacées, je vous conseille donc de les acheter en priorité dans leur version sauvage. Contrairement aux idées reçues, la dorade grise est la plus savoureuse. Elle n'est – pas encore – domestiquée, contrairement à la royale, et sa chair est nettement plus savoureuse que la rose. Si vous trouvez une dorade grise royale (reconnaissable à son trait entre les deux yeux), c'est le top ! Le bar sauvage ne doit pas mesurer moins de 32 cm pour les mâles et 40 cm pour les femelles ;

— la truite arc-en-ciel : c'est le principal poisson d'élevage dans l'Union européenne. Elle est plus robuste que la truite de rivière, qu'elle a presque complètement supplantée dans les piscicultures. Les truites nécessitent une nourriture carnée, en partie fournie par des huiles et des poissons issus de la surpêche. Tant que cela sera permis, leur consommation favorise donc cette pratique. Par conséquent, mieux vaut privilégier celles qui sont estampillées « bio ».

Et aussi : le saumon sauvage du Pacifique (Alaska), le merlu d'Afrique...

*Avec modération :*

— le lieu noir ou colin noir : l'un des poissons les plus pêchés au monde. Il est majoritairement utilisé pour le « poisson pané », le surimi et les plats précuisinés. C'est un poisson fortement braconné, et qui entraîne une importante pêche accidentelle ;

— le flétan : les scientifiques réclament une protection urgente. Le stock de ce gros poisson de l'hémisphère Nord a diminué de 80 % en trente ans, sans compter qu'il est souvent contaminé par des polluants ;

— le sébaste ou rascasse de Norvège : les stocks sont gravement surpêchés au point que les quotas ne parviennent plus à être atteints malgré des pêches de plus en plus profondes ;

— famille de la morue (cabillaud, colin noir/lieu noir, aiglefin, merlan) : en mer du Nord ou Terre-Neuve, les stocks s'effondrent constamment. Les chaluts utilisés pour la pêche détruisent les fonds et induisent d'énormes prises annexes : jusqu'à 80 % des poissons pris sont plus petits que la mesure autorisée ;

— le merlu : les stocks européens sont menacés et les chaluts provoquent beaucoup de surpêche. Des mailles plus grandes et des zones de protection temporaires permettraient un soulagement provisoire ;

— le carrelet, la sole : ces deux poissons plats s'enfouissent souvent dans le sable et sont pêchés en mer du Nord avec des chaluts traînés sur de lourds patins. Dans le sud de la mer du Nord, chaque mètre carré de fond marin est ainsi labouré plusieurs fois par an. Cette technique de pêche réduit la biodiversité de ces fonds et provoque de

## Ceviche de dorade à l'avocat

*Pas besoin de retirer ou d'ajouter quoi que ce soit à cette recette péruvienne, naturellement légère, pour la faire entrer dans mon répertoire diététique. L'avocat est l'unique source de matières grasses !*

Pour 6 personnes

600 g de filets de dorade sans peau ni arêtes
4 citrons jaunes
3 citrons verts
2 avocats mûrs à point
1 petit bouquet de coriandre fraîche
1 petit bouquet de ciboulette
1 petite gousse d'ail
sel
piment

Avec un couteau à lame longue et bien aiguisée, coupez les filets en petits dés de 1,5 cm de côté environ. Versez-les dans un plat creux et arrosez du jus des citrons jaunes et d'un citron vert. Couvrez et laissez mariner 2 heures au frais en remuant de temps en temps.
Lavez et séchez les herbes. Pelez et hachez très finement l'ail. Égouttez la chair de dorade. Versez-la dans le plat de service. Ajoutez l'ail, salez et remuez.
Prélevez la chair des avocats et coupez-la en dés un peu plus gros que la dorade. Répartissez-les sur la dorade. Arrosez avec le jus du citron vert restant.
Saupoudrez d'herbes ciselées, salez de nouveau, pimentez et apportez à table. Remuez juste avant de servir.

nombreuses prises annexes – six kilos de prises annexes pour un kilo de poisson – et, en plus, ils sont fortement surpêchés ;

— le turbot : il n'y a pas d'évaluation régulière des stocks de turbots dans les mers de l'Union européenne La taille décroissante des animaux déposés par la mer sur le rivage est toutefois un signe de surpêche. Évitez autant que possible les « bébés turbots ». Environ un quart des turbots viennent aujourd'hui de piscicultures ;

— le saumon : les saumons de rivière sont presque introuvables et ceux de l'Atlantique se raréfient. Au risque de perdre en finesse de goût, privilégiez les saumons sauvages du Pacifique. Les saumons d'élevage ne sont pas moins problématiques : ils mangent chaque année environ 1,5 million de tonnes de farine de poisson provenant de l'industrie de la pêche nuisible pour l'environnement ! Là aussi, le label AB reste un garde-fou ;

— le thon : le thon rouge est si prisé au Japon que le kilo peut atteindre 250 dollars, ce qui entraîne une pêche irresponsable et un niveau de braconnage inégalé. Les prises annexes atteignent 40 % ; des millions de requins, de tortues et d'oiseaux sont victimes chaque année de la pêche au thon. À choisir, prenez les espèces à croissance rapide et à vie courte (bonite albacore) plutôt que les thons rouges, obèses, et germon ;

— la crevette : la situation, selon les différentes espèces de crevettes, est très variable. Les données précises manquent souvent. De nombreux stocks sont toutefois en recul. La pêche des crevettes a le plus grand taux de prises annexes : jusqu'à dix fois le poids des crevettes. Environ 40 % des crevettes consommées dans le monde viennent d'élevages qui provoquent la destruction d'énormes surfaces de mangroves, le pillage des stocks sauvages pour l'élevage et la pollution des eaux.

## *Et pour les fêtes ?*

Les huîtres sont les invitées indispensables des menus de réveillon. Pour ne pas passer pour une bourriche, vérifiez qu'elles sont bien fermées, qu'elles ne bâillent pas quand on les prend en main. Elles doivent être lourdes, signe qu'elles ne se sont pas ouvertes pendant leur transport et vidées de leur eau. Une fois achetées, les huîtres sont résistantes : elles se gardent (au frais entre 5 à 10°) 8 à 10 jours, posées sur leur côté bombé et recouvertes d'algues ou d'un linge humide. Si vous les conservez à l'extérieur (balcon, cave...), n'oubliez pas de les rentrer par grand froid car elles gèlent à zéro degré. Saveur, texture, robe, « corps », puissance de l'iode, dépendent de leur origine et relèvent du goût de chacun. Seul le calibre est universel, plus leur numéro est élevé, plus l'huître est petite : de 0 (150 g) à 5 (30 à 45 g) pour les creuses et de 000 à 6 pour les plates. Ces dernières sont les plus rares donc les plus recherchées et les plus chères. Attention, contrairement à ce que l'on croit, toutes les belons ne sont pas plates !

Passage obligé des tables de fête, le saumon fumé a l'énorme avantage de ne pas vous retenir des heures en cuisine. Le choix du produit est le seul point sur lequel votre responsabilité est mise à l'épreuve ; ne vous trompez pas ! En quelques années, le saumon fumé s'est démocratisé (au point de venir orner les pizzas) et savoir lire les mentions figurant sur les emballages relève du tour de force.

Quelques clés : la région d'origine, Atlantique ou Pacifique, est plutôt affaire de goût et de parti pris écologique (voir plus haut). Ce sont surtout les conditions d'élevage des poissons qui font la différence. Écartez d'emblée les premiers prix, toujours trop gras. Aux mentions iniques « fumé à la sciure de bois » « ou fumage à l'ancienne » préférez l'indication d'un « salage au sel sec » qui garantit que le saumon n'a pas été aspergé de fumée liquide ou injecté de saumure pour le parfumer artificiellement.

Les labels peuvent vous éclairer dans cette forêt rose : privilégiez le label rouge et le bio. La couleur rose pâle propre au saumon sauvage est signe d'une alimentation moins riche en crevettes, qui permet au poisson de développer des arômes plus subtils. Les grandes tranches sont, enfin, la garantie qu'elles ont été prélevées dans le dos du poisson, moins gras et plus savoureux que la queue. En matière de dégustation, papilles et tour de taille ont les mêmes exigences : pain de campagne grillé, voile de beurre ou larme de crème et tour de moulin à poivre, c'est ainsi que les gastronomes l'habillent pour les fêtes.

## Du côté épicerie

### *Ne dédaignez pas les conserves*

Savez-vous que la stérilisation à très haute température permet de préserver à près de 75 % les vitamines contenues dans les légumes ? Un joli score néanmoins, au regard de la rapide déperdition de nutriments que subissent les légumes frais, même stockés dans le bac du réfrigérateur.

Contrairement aux idées reçues, les légumes conservés en bocaux de verre ne sont pas forcément d'une meilleure qualité nutritionnelle que ceux qui le sont en boîte métallique opaque. En revanche, ils sont plus fragiles : photosensibles, ils se départiront plus vite de leurs vitamines.

Pour ne jamais être pris de court lorsque les légumes frais manquent dans la réserve, faites donc le plein de conserves de légumes verts (petits pois, asperges, haricots verts...). N'oubliez pas non plus les tomates pelées, conservées au naturel et autres coulis de tomates qui vous permettront de préparer des sauces savoureuses toute l'année. Abandonnez quelque temps le maïs, féculent riche en sucres, dont le principal intérêt réside dans sa commodité, sans compter que notre corps bénéficie déjà de ses – rares – nutriments à travers la volaille, gavée de maïs. En grande partie rasés au profit de cette culture, les pâturages et forêts du Sud-Ouest en ont fait les frais.

N'hésitez pas à utiliser le jus des légumes contenu dans la boîte pour les réchauffer sans les agresser, et pour profiter à plein de leurs bienfaits.

## *Vive la sardine à l'huile !*

Légumes ou poissons, évitez les conserves à l'huile si vous cherchez à perdre du poids. L'huile utilisée est souvent fade, de médiocre qualité, et les aliments en resteront imbibés même si vous les égouttez à fond. Préférez le thon ou les champignons au naturel, le maquereau au citron ou au vin blanc, les sardines à la tomate ou les calmars en escabèche... Il vous restera toujours le loisir d'ajouter une huile savoureuse et de meilleure qualité nutritionnelle avant de servir. La pêche du thon entraîne de graves dommages écologiques, autant que possible, vérifiez que la boîte porte la mention « Dolphin Free », qui garantit que le thon a été pêché avec des filets appropriés.

Si vous n'ambitionnez pas de perdre du poids, faites provision de conserves de poisson à l'huile d'olive extravierge. La conserve n'altère pas leur taux de protéines et aurait même tendance à augmenter leur taux de calcium en nous permettant de consommer les arêtes.

Difficile de s'offrir des sardines grillées à la braise ou des maquereaux rôtis à la moutarde sur un coup de tête... Les conserves nous permettent de profiter de leurs considérables avantages sans rien solliciter d'autre qu'un index habile.

Je déplore que les Français n'aient pas encore emprunté aux Espagnols leur penchant pour les conserves de poisson. Conséquence de ce malheureux dédain, nos conserves marines ne parviennent pas à se hausser au niveau gustatif de l'offre espagnole ou portugaise, faute de marché. À quelques exceptions près (Connétable reste une marque très honorable), je vous conseille donc d'opter pour les conserves ibériques ou portugaises, désormais disponibles en hyper, ou d'en faire provision lors de vos voyages.

### *Des alliés de confiance : les légumes secs*

Très appréciés des Anglais, des Italiens et des Espagnols, les légumes secs sont faiblement consommés en France, même si nous leur témoignons un intérêt grandissant.

Ce sont des graines qui nécessitent la plupart du temps d'être réhydratées avant cuisson. Leur richesse en amidon les classe parmi les féculents. Cela ne les empêche pas de cumuler les avantages : ils sont riches en fibres, en protéines, dénuées de cholestérol, et procurent un effet rassasiant durable. Enfin, elles sont très bon marché. Si vous ne parvenez pas à programmer vos menus suffisamment à l'avance pour faire tremper pois chiches, pois cassés ou haricots, optez pour les lentilles du Puy, qui ne nécessitent pas de trempage et comptent parmi les légumes secs les moins caloriques (90 cal/100 g). Vous pouvez également les acheter déjà cuits en boîte mais ils n'auront pas la vigueur d'un légume cuit au bon moment.

N'oubliez pas de combiner légumineuses et céréales lors d'un même repas. La conjugaison de leurs acides aminés respectifs en fait une source de protéines équivalant à celles de la viande, les graisses saturées en moins. Sachez, en revanche, qu'elles s'associent assez mal avec la viande justement (aïe ! il faudrait donc sacrifier le petit salé ?). En effet, la digestion de ces deux aliments se fait à des rythmes très différents, ce qui ne facilite pas le travail de votre estomac si vous les mangez ensemble. Remplacez la viande par des laitages et/ou des œufs.

### *Connaissez-vous le quinoa ?*

Considéré comme l'« aliment parfait » par les nutritionnistes, le quinoa est originaire d'Amérique du Sud. C'est une protéine complète, le seul aliment à contenir les huit acides aminés (molécules qui composent les protéines) essentiels pour notre corps. Il est aussi très riche en vitamine E (et donc renforce nos défenses immunitaires), en fibres et en zinc (antioxydant) et en calcium. Contrairement à ce que l'on croit communément, le quinoa n'est pas une céréale. Il est la graine d'une plante qui appartient à la famille des légumes à feuilles tels que les épinards. Très digeste, il est naturellement complet et ne contient pas de gluten.

### *Qu'est-ce que le commerce équitable ?*

La grande majorité des produits agricoles est achetée au-dessous du prix de revient. Ce déséquilibre a pour conséquence de maintenir les petits producteurs qui n'ont que leurs mains pour travailler la terre (un milliard d'agriculteurs dans le monde) sous le seuil de pauvreté. Les acteurs du commerce équitable travaillent avec des coopératives pour aider ces petits producteurs à mettre leurs produits en conformité avec les normes internationales. Ensuite, ils établissent un prix minimum d'achat permettant aux producteurs de couvrir leur coût de production et de bénéficier d'une prime de développement destinée à améliorer leurs conditions de vie et de production. Les produits issus du commerce équitable sont à peine plus chers que les autres (la marge se resserre chaque année) car le système permet d'énormes économies sur les dépenses en marketing et sur les sommes prélevées par les intermédiaires. Au-delà de sa fonction sociale, le commerce équitable impose un contrôle des méthodes de culture proche de la biodynamie. Encourager le respect de l'homme et de son environnement via une nouvelle forme d'économie, qui s'en priverait ? Surtout quand les produits sont bons et originaux !

Si nous le découvrons seulement depuis quelques années, l'origine de la culture du quinoa remonterait à plus de 3 000 av. J.-C. Il était la ressource alimentaire principale des Incas avant la conquête de l'Empire par les Espagnols, qui en interdirent la production. Il fallut attendre le XX$^{e}$ siècle pour que ce légume soit à nouveau cultivé. Outre ses qualités nutritionnelles, le quinoa présente de nombreux avantages :

il est très facile à cuire (du moment que vous réduisez la quantité d'eau indiquée sur les paquets), se conserve plusieurs jours, peut se manger froid ou chaud, mijoté, en salade, sauté, en risotto, et se mêle très heureusement à toutes sortes de légumes (voir recette p. 91). Généralement issu du commerce équitable, le quinoa vous permet enfin de faire un geste en faveur de communautés de producteurs défavorisés, sans heurter la sensibilité de votre porte-monnaie.

### *Huile : un concentré d'énergie*

Le cerveau, la moelle osseuse et les membranes des cellules sont constitués de lipides, de graisses qui sont un concentré d'énergie. Pour éviter une dégénérescence des cellules, il nous faut donc fournir à notre organisme une certaine quantité de graisses car il ne les fabrique pas spontanément. Autant que possible, choisissez-les dans la catégorie des « bonnes », peu ou pas saturées.

Quelles huiles acheter pour profiter de ces graisses essentielles ?

### *Coup de cœur pour l'huile d'olive*

A-t-on encore besoin de vanter les mérites de l'huile d'olive ? Aliment de santé et de plaisir, le plus ancien des corps gras est devenu une véritable caution diététique. Symbole du bien-être méditerranéen, elle aide à se protéger des maladies cardio-vasculaires, de l'hypertension, du cholestérol. Selon certains, elle aurait même la propriété de soulager les jambes lourdes et les rhumatismes...

Les meilleures huiles d'olive peuvent atteindre des prix très élevés. Les professionnels parlent de nectar, ou de jus, et le vocabulaire est alors proche de celui du vin. La variété des qualificatifs utilisés reflète celle des huiles elles-mêmes. Le prix et l'origine ne sont pas les seuls critères et il est

## Frozen soja à la mangue

*Une crème glacée végétalienne, sans crème et sans sucre. Essayez ! Vous n'avez même pas l'excuse de trouver la recette trop compliquée.*

Pour 4 personnes

1 mangue mûre ou 8 lamelles de mangues (éventuellement surgelées)

15 cl de Sojasun cuisine (sorte de crème de soja en brique)

1 citron vert

1 voile de cannelle en poudre

Laissez à peine décongeler les mangues, juste de façon à pouvoir les couper en gros morceaux. Lavez le citron et prélevez les zestes au zesteur ou à l'économe puis hachez-les.
Mettez les mangues dans un mixeur avec le Sojasun et mixez jusqu'à l'obtention d'une purée (elles doivent absolument être encore gelées). Servez dans des coupes, saupoudrez de zestes de citron et de cannelle.

*Conseil* : si vous ne trouvez pas de Sojasun cuisine, remplacez-le par un yaourt de soja nature.

parfois difficile de s'y retrouver parmi la multitude de produits proposés.

Attardons-nous sur les mentions obligatoires : extra, vierge extra, etc. Aujourd'hui, toutes les huiles d'olive sont issues d'une « première pression à froid ». L'ancienne méthode qui consistait à ajouter une certaine quantité d'eau chaude pour faciliter l'extraction de l'huile a été complètement abandonnée pour préserver les qualités organoleptiques des huiles. Le top model de l'huile d'olive est l' « huile d'olive vierge extra » : huile non traitée dont le taux d'acidité ne dépasse pas 1 % (moins il est élevé meilleure sera l'huile). Parmi toutes celles qui sont présentes sur le marché, mieux vaut privilégier les huiles qui viennent de moulins artisanaux. La récolte des olives est alors généralement faite à la main et leurs taux d'acidité sont encore plus bas que celles qui sont obtenues par des procédés industriels.

Juste derrière, l'« huile d'olive vierge » affiche un taux d'acidité qui peut monter jusqu'à 2 %. L' « huile d'olive » simple mêle des huiles d'olive raffinées (qui n'ont pas de goût) et des huiles vierges, elle est rare et peut servir à cuisiner à haute température. Pour être plus précis, l'acidité est la proportion d'acide oléique qui se développe après la récolte des olives. En résumé, moins les olives attendent avant d'être pressées, moins l'huile sera acide.

Deuxième critère : les origines. Là, il s'agit davantage de votre goût personnel que d'une appréciation universelle. Pour éviter de rentrer dans des détails ennuyeux, je vais rester dans les généralités : trois pays produisent les meilleures huiles : l'Italie, la France et l'Espagne. En Italie, les meilleures viennent de Toscane et de la région de Trieste. L'Espagne est le plus gros producteur mondial mais elles ne sont pas toutes à recommander, loin s'en faut. En règle générale, les plus fines viennent d'Andalousie, de Catalogne et de la province de Jaén. En France, c'est dans le Sud, le Sud-Est et en Corse que l'on concocte la fine fleur de l'huile (l'Ardèche et le Languedoc produisent des huiles également intéressantes mais en faible quantité).

Enfin, l'huile se juge aussi à l'œil. Ne vous effrayez pas si elle est un peu trouble : non filtrée, elle a un goût plus corsé, plus authentique, elle aura plus d'épaisseur, de matière... avis aux amateurs ! Sachez qu'en ce cas elle se conserve moins longtemps. Filtrée, elle se travaille mieux, elle est plus fine (ce qui généralement plaît aux femmes, rassurées par l'impression de légèreté), et prend mieux les émulsions comme la vinaigrette, et la mayonnaise. La couleur est un autre critère : plus l'huile est foncée, plus elle est forte en goût. Ne vous y fiez pas non plus aveuglément car la couleur du verre de la bouteille peut changer celle de l'huile.

L'AOC est une garantie sérieuse qui impose un contrôle de production assez vigilant (densité de plantation, calibre des olives, analyse et dégustation...). Évidemment, cette distinction influe sur le prix. Plutôt que d'acheter le nez collé à l'étiquette, goûtez les huiles que l'on vous propose sur les marchés, dans les boutiques spécialisées, au restaurant ou chez des amis. Cela vous permettra de former votre palais et de définir votre goût comme vous le feriez pour les vins. C'est ainsi que vous pourrez dénicher une huile artisanale fabriquée consciencieusement que vous payerez bien moins cher qu'une huile reconnue.

Rien ne sert de bien acheter si l'on ne sait pas déguster. Pour profiter au mieux des qualités d'une huile, on dépose quelques gouttes sur le dos de sa main, on étale pour voir la matière, on sent, on hume... Ensuite, on avale une bonne cuillerée et on garde l'huile en bouche. On juge de l'acidité, du fruité, des arômes (végétal, minéral, fruits des bois) et on avale. Un vrai rituel initiatique. Votre choix est fait ? Notez les références et commandez quelques bouteilles directement au moulin ou à la coopérative. Si les envois ne se font qu'en quantités importantes, profitez-en pour faire une commande groupée ou gardez le surplus pour en faire des cadeaux. En voilà dont on est certain qu'ils ne resteront pas dans un tiroir !

## *Dans votre huilothèque*

Certainement la plus appréciée d'un point de vue gastronomique, l'huile d'olive n'est pourtant pas la meilleure pourvoyeuse de bonnes graisses. C'est un excellent antioxydant, grâce à la présence d'acide oléique, mais elle est dépourvue d'oméga 3, si précieux pour prévenir les maladies cardio-vasculaires. Il est donc indispensable de varier régulièrement les huiles.

Sachez choisir vos huiles d'assaisonnement. Si la densité calorique des huiles est invariable, les plus parfumées sont souvent les plus intéressantes pour la santé (olive, noix, noisette...), et leur saveur soutenue permet d'en mettre bien moins qu'une huile neutre (tournesol, arachide, maïs, pépins de raisin...). Le meilleur exemple reste cette vinaigrette japonaise où la matière grasse (l'huile de sésame) ne représente que 10 % de la sauce (recette p. 31). À tester pour y croire.

L'huile de noix est celle qui a la propriété de réduire le plus significativement les risques de maladies cardio-vasculaires. Moins amère que l'huile d'olive, d'une saveur ronde, boisée, elle ne supporte pas les hautes températures, ce qui limite son usage à l'assaisonnement. Issue d'une production encore artisanale, elle est assez chère mais son goût prononcé nous incite à l'utiliser avec parcimonie. Idéale avec les crudités amères (endives, chicorée, pissenlits) ainsi qu'avec les courgettes, le fenouil, les betteraves, la mâche ou les lentilles. L'huile de noix vierge extra est également championne en oméga 3. Rebouchez le flacon soigneusement car, au même titre que les fruits dont elle provient, l'huile de noix rancit très vite.

Celle de tournesol renferme une belle quantité d'oméga 6 et possède l'avantage de supporter les fritures.

L'huile de noisettes portera votre purée de pommes de terre aux confins de la gastronomie ! Idéale sur les féculents, les légumes (haricots verts, betteraves ou carottes), les poissons poêlés ou les pâtes, elle peut également remplacer avantageusement une partie du beurre dans les pâtisseries aux noix. En été ou en cas d'absence prolongée, conservez-la impérativement au réfrigérateur.

L'huile de pignon est douce et raffinée. Elle accompagne les salades d'automne et se glisse dans les sauces au vin. Moins boisée que l'huile de noix, elle peut être ajoutée crue sur un poisson poché ou un tartare de crustacés. Osez l'écho des saveurs en ajoutant quelques éclats de pignons grillés. N'oubliez pas d'en glisser dans votre pistou maison.

L'huile de pistache relève et colore la mayonnaise de votre poulet froid, parfume la feuille de salade qui copine avec la tranche de terrine tradition, s'épanouit sur les endives, les asperges vertes, les haricots verts, les poireaux et relève les carpaccios de crustacés. Côté vinaigrette, misez sur la douceur du balsamique ou du vinaigre de miel.

L'huile de sésame est l'indispensable des plats orientaux. Très concentrée en arôme, elle se dépose en filet sur les nouilles sautées, les épinards cuits, les légumes grillés, la purée d'aubergines ou de pois chiches et s'insinue parfaitement dans une vinaigrette relevée de sauce de soja et d'un peu de sucre. N'hésitez pas à y mettre les doigts : il n'est pas d'élixir plus fortifiant pour vos ongles ! Les Occidentaux prétendent qu'elle ne supporte pas la cuisson et les Asiatiques s'en servent en friture. Qui croire ? En réalité, tous ont raison, car l'huile de sésame blanc (distribuée dans les épiceries asiatiques) sert à la cuisson tandis que l'huile de sésame grillée s'utilise crue. Logique !

L'huile de colza est un concentré d'oméga 3 : utilisez-la autant que vous le pouvez. Son parfum neutre vous permettra de « couper » les huiles très parfumées (noix, noisettes, sésame) et d'éviter que leur puissance aromatique ne domine les plats. Profitez aussi de sa discrétion pour assaisonner des salades « riches » où se mêlent foie gras, truffes, langoustines ou homard. Le bon équilibre : deux cuillerées à soupe d'huile de noix pour une cuillerée d'huile de colza. L'huile de colza est la plus parfaitement équilibrée, et l'une des moins chères du marché. Une seule cuillerée à soupe d'huile de colza permet de couvrir 40 % de nos besoins quotidiens de vitamine E. La sensibilité à la chaleur de ses acides gras poly-insaturés la rend impropre à la cuisson, aussi si l'on n'a pas l'occasion de consommer de l'huile de colza, on peut bénéficier de ses bienfaits en absorbant une cuillerée à café de graines de lin par jour, l'aliment le plus concentré en oméga 3. Impossible de dégotter ces graines miracles ? Allez faire un tour dans une épicerie diététique, vous y piocherez bien d'autres gourmandises au passage...

Quelle que soit votre préférence, il est indispensable d'avoir à portée de main au moins deux, voire trois huiles. Selon moi, le trio de tête serait composé d'une huile d'olive première pression vierge éventuellement extra pour l'assaisonnement et la cuisson occasionnelle, d'une huile d'assaisonnement simple (colza, noix) ou mélangée (type Isio 4 ou Primevère) et d'une troisième réservée aux cuissons (tournesol ou mélange pour cuisson).

### *Douceurs : trouvez votre équilibre*

Pas facile de refuser à ses enfants, à son conjoint ou à soi-même la rassurante douceur que procurent gâteaux et chocolats ! S'il est avéré que leurs « calories vides » ne participent pas à la construction de notre organisme, elles sont néanmoins bien pleines et bien utiles pour le moral. Tant mieux pour vous si vous parvenez à éliminer complètement ces douceurs de votre alimentation. Personnellement, je n'oublie pas que c'est en bannissant tout ce qui « faisait grossir » que j'ai été entraînée sur la voie de la confusion alimentaire. Le moindre gâteau, la moindre bouchée gourmande étaient devenus le signe avant-coureur du laisser-aller, impardonnable premier pas sur le chemin sans retour de la disgrâce (!). C'était oublier que seule la foi peut justifier et ennoblir la privation volontaire à long terme. Tout le reste n'est qu'autoflagellation compensatoire, et la contrepartie de ces frustrations ne tarde jamais à s'imposer,

## Muffins à la carotte

*Pour tenir mon régime gourmand, je n'hésite pas à amputer mes desserts d'une partie de leur sucre et matière grasse. Une des méthodes les plus convaincantes consiste à les remplacer par des légumes rapés qui apportent parfum et moelleux. Bref, moi aussi je sais faire le carrot cake !*

Pour 20 mini muffins

150 g de farine complète

50 g de farine blanche

1 bonne cuil. à café de levure chimique (ou 10 g de bicarbonate de soude)

500 g de carottes râpées

2 gros œufs

5 cl d'huile de colza

120 g de sucre roux

100 g de noix

1 cuil. à café de cannelle

1/2 cuil. à soupe de gingembre + 3 clous de girofle + pointe de muscade + vanille

sel

Préchauffez le four à 180 °C (th. 6). Dans un saladier, mélangez les farines, la levure, le sel et les épices. Dans un autre, fouettez vivement pendant 5 minutes les œufs, l'huile, le sucre.
Incorporez les produits secs en remuant, les noix concassées puis les carottes. Répartissez dans les alvéoles d'un moule posé sur une grille, puis enfournez. Laissez cuire 20 minutes. Laissez tiédir et glacez éventuellement au fromage blanc.

souvent dans l'excès. Bannir certaines catégories de nourriture de votre alimentation revient à les mythifier, à leur accorder une place qu'elles ne méritent pas d'avoir dans votre esprit.

Il vous arrive de plonger la main dans la boîte à bombecs de votre fiston ? Tant que la boîte entière n'y passe pas et que vous ne les mangez pas après le dîner (à l'heure où l'organisme commence à stocker), aucune raison d'en faire une maladie.

Vous adorez plonger votre cuiller dans la pâte de Nutella compactée par le froid avant de la faire fondre dans votre café ? Ça m'arrive aussi, de temps en temps, et cela ne m'a pas entraînée vers l'obésité !

Ne pas censurer vos plus grands plaisirs ne signifie pas non plus en faire des gestes conditionnés. N'oubliez pas que leur intensité dépend de leur rareté, même si je vous accorde qu'il n'est pas si aisé d'éviter le dérapage. Combien de fois n'ai-je pas entamé un édifiant dialogue avec moi-même tout en sifflant une boîte de gâteaux : « De toutes les façons, maintenant que je l'ai ouverte... » ou, terriblement hypocrite : « Je termine la boîte et je ne dîne pas ! » Je n'étais déjà pas sans savoir qu'à calories égales (un paquet de gâteaux de 150 g représente environ 750 cal, l'équivalent d'un dîner copieux), celles qui sont apportées par les sucres rapides se retrouvent immédiatement transformées en graisses si elles ne sont pas brûlées par un exercice immédiat (n'espérez pas faire moins de trois heures de gym pour éliminer un paquet de sablés). À l'inverse, les calories fournies par les protéines et les sucres lents participent à la construction musculaire. Celles-ci occupent une place durable dans l'estomac, dans l'organisme, et donc dans l'esprit.

## *La santé, c'est du chocolat !*

En résumé, rien n'est interdit, sauf l'excès. C'est sans doute l'enjeu le plus délicat dans le pacte de paix que chacun souhaite signer avec la nourriture : s'habituer à la modération.

Plutôt que de jouer le tout ou rien et de solliciter notre volonté par à-coups, apprenons à faire des choix : classons nos plaisirs pour ne succomber qu'aux plus intenses et aux moins dangereux pour notre ligne. Ainsi, le chocolat amer (à 60 % de cacao minimum) constitue l'un des aliments sucrés les plus intéressants pour notre santé, permettant d'allier plaisir et bien-être.

« Qu'est-ce que la santé ? C'est du chocolat ! » écrivait déjà le célèbre gastronome du XIXe siècle Brillat-Savarin[1]. Aujourd'hui, il est loin le temps où l'on accusait le chocolat de favoriser l'obésité et d'être nocif pour les diabétiques. Récemment, des études scientifiques ont attribué au chocolat noir de nombreuses vertus, en plus de ses qualités gustatives. Il ne hausse pas le taux de cholestérol car le beurre de cacao est composé de graisses qui ont les mêmes propriétés que l'huile d'olive, favorables à la hausse du bon cholestérol. Il est une source non négligeable d'antioxydants au point d'en contenir deux fois plus que les prunes, fruits champions de la catégorie. Associés à une grande richesse en magnésium, les antioxydants contenus dans le chocolat auraient des effets bénéfiques sur la santé cardio-vasculaire, diminuant les risques d'infarctus ou de thrombose en limitant l'agrégation des plaquettes. Il faut savoir qu'une baisse du taux de magnésium dans les cellules entraîne la rétention d'eau... et la cellulite. Le chocolat efficace pour lutter contre la cellulite ? Vous n'avez pas acheté ce livre pour rien !

Toutefois, comme pour les médicaments, avaler toute la plaquette ne multiplie pas nos chances de rester en bonne santé mais bien celles que nous avons de prendre du poids. Pour éviter les dérapages, choisissez un chocolat noir amer de bonne qualité (la liste des ingrédients contenus doit être la plus courte possible). Il est manifeste que l'on mange moins d'un aliment lorsque son goût est plus fin, plus soutenu, car

---

1. *Physiologie du goût, ou Méditations de gastronomie transcendante ; ouvrage théorique, historique et à l'ordre du jour, dédié aux Gastronomes parisiens, par un Professeur, membre de plusieurs sociétés littéraires et savantes.* Jean Anthelme Brillat-Savarin, Paris, 1826.

le palais est plus vite satisfait. Par ailleurs, le chocolat noir amer étant moins riche en sucre, il contribuera à vous déshabituer de celui-ci. Pour croquer, j'opte le plus souvent pour des tablettes de 100 grammes dont les carrés sont fins et larges. J'ai constaté qu'à poids égal la satisfaction est plus importante lorsque l'on met un grand carré dans sa bouche plutôt qu'un petit épais. Pour entrer dans des détails qui n'intéresseront peut-être que moi, le carré fin fond délicatement sur toute la surface de la langue (et du palais) tandis que le petit gros est immanquablement croqué, donc avalé plus rapidement. Réservez-les à la pâtisserie. Pour en revenir à Brillat-Savarin et sa *Physiologie du goût*, l'art de la dégustation n'est jamais aussi déterminant qu'en matière de chocolat.

## *Gâteaux diététoc*

Que penser des biscuits vendus au rayon diététique ou annoncés comme bénéfiques à la santé (enrichis aux céréales, à base de quinoa, source de fibres, faibles en sucre ou en graisses...) ? Là aussi, je vous conseille de vous en référer au tableau indiquant la composition nutritionnelle du produit. Ainsi, vous serez sans doute surpris de lire comme moi qu'un petit-beurre traditionnel affiche 12 à 14 % de lipides (matières grasses) quand les « biscuits à l'épeautre et aux graines de sésame issu de l'agriculture biologique » commercialisés par une grande enseigne en comptent 24 %. Autant que ces « fines galettes au chocolat noir », au riz complet soufflé, proposées par une célèbre marque de produits diététiques... Édifiant ! sans compter que, si les petits-beurre utilisent exclusivement du beurre frais, la matière grasse employée pour préparer les biscuits épeautre-sésame n'est autre que de la graisse de palme, matière grasse très bon marché ultra-saturée, fortement déconseillée pour nos artères. Au risque de décevoir les adeptes du zapping alimentaire, les produits traditionnels sont souvent les plus sûrs en matière de nutrition et les plus sages côté prix !

Avant de quitter le rayon biscuits, je vous livre les noms de ceux qui se révèlent les moins riches en sucres, en lipides et en mauvaises graisses, sans pour autant entrer dans la catégorie des allégés. Les plus naturellement légers, en quelque sorte... Vous verrez, la tradition semble avoir tout bon :

Les gaufrettes ou barquettes aux fruits : les fruits représentent 36 % du produit (24 % pour les barquettes), ce qui explique qu'ils affichent l'un des plus bas taux de calories du marché. Reste qu'elles contiennent encore trop de sucre à mon goût.

Le cake aux fruits confits : naturellement sucré grâce aux fruits secs et moins riche en graisses qu'un quatre-quarts. C'est le quatre-heures idéal s'il est associé à un fruit frais.

La barre Ovomaltine : un modèle de diététique, qui ne supporte même pas la comparaison avec ses voisins de rayonnage, barres chocolatées et autres Kinder (ces derniers détenant la palme de la richesse en graisses saturées, malgré une communication très « santé »). Par ailleurs, le malt contenu dans l'Ovomaltine favorise la digestion.

Les biscuits à la cuiller ou boudoirs : les « cuillers » sont incontestablement une gourmandise fort recommandable. Constitués en grande partie de blancs d'œufs, exempts de graisses, ils ne sont pas pour autant très sucrés. S'ils ne sont pas très excitants nature, leur texture spongieuse les rend particulièrement savoureux une fois trempés dans le café ou le thé.

Le pain d'épice : riche en sucre puisqu'il est composé à 50 % de miel, il est néanmoins exempt de lipides lorsqu'il est préparé dans les règles de l'art, c'est-à-dire uniquement composé de farine de seigle, de miel et d'épices. Pour vous en assurer, rien de plus simple : il suffit d'en lire la composition. De plus, les fibres du seigle font baisser l'indice glycémique du pain d'épice.

Les petits-beurre : on aurait bien tort de se priver des plaisirs les plus simples. Comme je l'ai expliqué, les petits-beurre sont finalement des gâteaux secs très équilibrés, qui ne renferment rien d'autre que de la farine, du sucre, des œufs et du beurre. N'oubliez pas que le plaisir relève davantage de la façon de manger que de la quantité. Faites comme cette jolie comédienne qui me confia, avec une gourmandise très assumée, qu'elle aimait les manger du bout des lèvres, par les oreilles.

### *Les condiments, des concentrés de saveur*

Le répertoire français n'a jamais été très étendu sur le sujet. Nos voisins anglais, en revanche, font preuve d'une créativité débordante en matière de pickles, chutneys, moutardes, sauces « anglaises » et autres produits acidulés... Les mauvaises langues prétendent que la fadeur de leur cuisine impose ce recours. À en juger par l'intérêt croissant que nous portons aux condiments et l'omniprésence des exhausteurs de goût dans nos plats cuisinés, cette fadeur pourrait bien être en train de s'étendre à nos produits bruts.

Les condiments sont des concentrés de saveurs, plus ou moins naturelles. Nos produits alimentaires étant désormais formatés pour répondre à des critères sanitaires et économiques de plus en plus exigeants (normes d'hygiène, croissance rapide, transport, stockage...), inéluctablement, ils se révèlent moins savoureux que lorsqu'ils sont achetés directement aux producteurs. On peut le regretter mais n'est ce pas le prix à payer pour une alimentation sécurisée et démocratique ?

Il ne faut pas minimiser pour autant l'acte culinaire en tant que vecteur de goût. Le même morceau de viande ne développera assurément pas les mêmes arômes selon qu'il est plus ou moins bien cuisiné, accompagné d'une sauce plus ou moins mijotée. C'est donc en partie la déperdition du savoir culinaire qui explique notre goût prononcé pour les condiments dont l'usage, immédiat, n'exige ni savoir, ni balance, ni tour de main. Aidée par une réjouissante ouverture de la cuisine française aux traditions étrangères,

## Tatin sans pâte de Nello

*Impossible de ne pas citer l'inventeur de cette merveille qui allie diététique et gourmandise. Il faut reconnaître que mon copain Nello di Meo connaît son sujet puisqu'il est propriétaire d'une charmante trattoria italienne au cœur de Paris (Le Cherche-Midi). Dommage que cette « tarte » virtuelle ne soit pas inscrite à la carte... À vous de la mettre à la vôtre.*

Pour 6 personnes

1,2 kg de pommes golden ou gala

30 g de sucre vergeoise

30 g de beurre demi-sel

le zeste d'un demi citron

Éventuellement, une poignée de raisins de Corinthe

Préchauffez le four à 150 °C (th. 5). Pelez et coupez les pommes en quartiers, puis chaque quartier en deux. Beurrez généreusement le fond et les parois du moule. Tapissez le fond de morceaux de pommes, saupoudrez d'un voile de sucre, de zestes de citron et de quelques dés de beurre.
Recommencez jusqu'à épuisement des ingrédients, couvrez avec une feuille de papier d'aluminium percée de quelques trous et mettez au four. Laissez cuire 3 heures. Laissez refroidir toute la nuit. Démoulez en plaçant une assiette à l'intérieur du moule et retournez d'un coup sec. Servez en parts comme une tarte, avec une bonne crème épaisse ou une boule de glace.

*Conseil* : n'hésitez pas à ajouter un voile de cannelle. Si vous n'avez pas de vergeoise, utilisez du sucre blanc mais votre tarte sera moins dorée.

la gamme de nos condiments s'est considérablement élargie, ces dernières années. Difficile d'être exhaustif compte tenu de l'accroissement de l'offre.

Reste tout de même à déboulonner quelques idées reçues. Une cuillerée à soupe de ketchup avec votre steak ne risque pas vraiment de faire pencher votre balance. Moins calorique que la moutarde, celui-là est néanmoins plus riche en sucres. Pour ne pas risquer d'en consommer plus que de raison, choisissez-le épicé et évitez de l'utiliser systématiquement. Mais n'oubliez pas que les calories ne sont pas tout. Les sauces créent une accoutumance, et nous éloignent de la saveur originelle des aliments au risque de ne plus réussir à les apprécier « nature ». Enfin, les condiments sont généralement riches en sel, une raison supplémentaire de ne pas en faire une habitude. Voici la liste, ouvertement subjective, de ceux que je vous conseille d'avoir toujours à portée de main dans votre cuisine :

— les câpres au vinaigre : zéro calorie et une saveur très subtile. Quitte à faire hurler les gourmets je les préfère à celles conservées dans le sel. Ces dernières sont plus difficiles à utiliser car elles nécessitent un dessalage délicat : si celui-ci est trop poussé, elles perdent texture et saveur ; juste rincées, elles restent gorgées de sodium. En revanche, les câpres au vinaigre apportent une note acide et facilitent la digestion des graisses ;

— les cornichons : ils sont à consommer sans aucune modération, surtout si cela vous permet de manger moins de charcuterie ;

— les vinaigres : j'adore ! Je déplore que l'on parle « du » vinaigre et non « des » vinaigres. C'est pour moi l'un des produits qui offrent la plus vaste palette aromatique. Cidre pour le mijotage ou le beurre blanc, xérès pour relever une salade verte croquante, framboises pour ponctuer un foie de veau, pommes pour déglacer des coquilles saint-jacques, balsamique pour parfumer une roquette... Ne vous privez pas, leurs prix ne sont pas prohibitifs, ils se gardent très longtemps et n'ont aucune incidence sur votre ligne ;

— les moutardes : elles ont toutes à peu près la même valeur calorique (140 cal/100 g) et se révèlent bien utiles pour accompagner une viande poêlée ou bouillie. Utilisez-les aussi pour lier certaines sauces ou émulsionner des vinaigrettes légères : jus d'orange + moutarde + miel + huile d'olive ou yaourt + moutarde + herbes. À vous d'innover.

Et aussi, moins habituels :

— la sauce de soja : préférez toujours la japonaise à la chinoise, bien plus parfumée. Cette sauce noire obtenue par la fermentation de haricots de soja peut aisément remplacer le sel dans la plupart de vos plats même s'ils ne sont pas asiatiques. Son parfum est délicat mais sa teneur en sel est élevée, ce qui m'engage à vous conseiller de l'utiliser avec autant de parcimonie que le sel, ou de l'acheter allégé en sel, sachant que cette sauce ne contient pas de gras ;

— les tomates séchées ou confites (voir recette p. 133). Cuites longuement au four, elles concentrent leurs saveurs et apportent une note pointue et sucrée à vos plats pour un coût calorique très discret (elles remplacent également les cornichons ou les câpres si l'un de vos invités est réfractaire aux uns ou aux autres). N'oubliez pas d'intégrer leur huile de conservation dans vos salades ou dans vos cuissons. Très parfumée, elle vous permettra d'en utiliser moins ;

— la Worcestershire sauce : également appelée sauce anglaise, ce condiment épicé permet de rehausser les viandes et les vinaigrettes. Peu salée, elle peut être utilisée sans autre retenue que celle du goût.

Enfin, si je me suis toujours obligée à ne faire entrer que des produits ultracourants dans mes recettes, je ne peux manquer de vous faire partager mon enthousiasme pour un condiment que l'on trouve très difficilement en France : la mélasse de grenade. Obtenue par réduction du jus de grenade, cette sauce sombre et épaisse n'a rien de commun avec la grenadine. Sa saveur évoque un jus de citron additionné de miel, mais sa palette aromatique est plus proche de celle d'un très vieux vinaigre balsamique. C'est un produit très courant au Moyen-Orient, utilisé comme un vinaigre doux sur les légumes, dans les sauces de salades ou pour déglacer les viandes poêlées. Après en avoir rapporté une bouteille d'un premier séjour au Liban, j'en suis devenue complètement accro. Je l'ai même détournée de ses usages originels pour en verser quelques gouttes sur le saumon fumé ou sur les foies de volaille ! On trouve ce produit dans les épiceries fines et orientales mais toutes les mélasses ne se ressemblent pas : selon moi, la marque My Mouné est certainement la meilleure du marché. À goûter d'urgence !

## *Les goûts de l'eau*

Cessons la parano, à moins d'une consigne particulière de votre mairie, l'eau du robinet ou « eau de distribution publique » est bénigne pour votre santé. De là à dire qu'elle est bénéfique, il ne faut tout de même pas trop en demander ! Soyez sûrs que l'eau distribuée par votre robinet a subi tous les contrôles nécessaires pour vous assurer un taux de nitrate acceptable et une minéralisation inférieure à 2 grammes. Cela n'exclut pas que votre eau ait parfois un « goût », souvent dû à la présence de chlore, lequel ne représente pas de risque pour notre santé, mais pour le minimiser, il suffit d'entreposer cette eau quelques heures au frais. Si vos doutes persistent, demandez à votre mairie de vous communiquer la composition de votre eau et demandez son avis à votre médecin. Ainsi, vous boirez en paix !

Si vous en avez les moyens, il est préférable de boire de l'eau minérale ou plutôt des eaux minérales, quitte à alterner celles-ci avec l'eau du robinet pour profiter à plein des bienfaits de chacune.

N'oubliez pas que les eaux peuvent être de précieux compléments alimentaires (magnésium, potassium, fer, calcium...). Ainsi, si vous accusez un petit coup de fatigue, il peut être intéressant de privilégier une eau riche en magnésium (au-delà de 50 mg/l) comme la saint-amand, l'hépar ou la contrex. Dans tous les cas, mieux vaut alterner des eaux de marques différentes pour bénéficier de toutes leurs vertus.

## Le rayon surgelés

Nutritionnistes et diététiciens s'accordent sur un point : la surgélation est le mode de conservation qui respecte le mieux les nutriments et les qualités organoleptiques (saveur et goût) des aliments.

Nourritures de fortune il y a encore dix ans, les surgelés font désormais partie de nos habitudes alimentaires les plus quotidiennes. Notre consommation ne se réduit plus seulement aux plats préparés à l'usage des célibataires ; nous sommes friands de produits bruts dont la qualité et l'origine n'ont souvent rien à envier aux frais que l'on trouve en grandes surfaces, voire au marché. Voici quelques petits conseils pour ceux qui ne veulent pas acheter avec des moufles.

### *Les consensuels : à avoir toujours sous la main*

Foncez sur les légumes surgelés, qui ne perdent rien de leurs vitamines car ils ont été cueillis à maturité et surgelés immédiatement. Il y a même fort à parier qu'ils seront plus riches en vitamines que des légumes qui ont été baladés de camion réfrigéré en chambre froide.

Les épinards : à choisir, prenez-les en branches et nature plutôt que hachés et à la crème. Il est toujours possible de les hacher soi-même et d'y ajouter un poil de crème. J'ai une préférence pour les épinards « feuilles » de chez Picard, plus jeunes et donc plus tendres que les autres.

Les petits pois : ils sont plus croquants que ceux des « boîtes » et plus rapides à préparer que les frais. À cuisiner nature, avec une pointe de sucre ou sautés avec des petits lardons.

Les pommes de terre : à tout prendre, on choisit les grosses frites avec peau. Les enfants en sont friands, les copains trouvent ça chic et original, et les mamans peuvent les cuire au four pour ne pas faillir à leur régime.

Les brocolis, choux-fleurs, fonds d'artichauts : des légumes dont les qualités nutritionnelles sont parfaitement respectées par la surgélation. À cuisiner vapeur et à arroser d'un filet d'huile d'olive ou en soupe maison de dernière minute (ce qui vous permet de ne pas perdre les nutriments qui s'échappent dans l'eau de cuisson).

Les oignons émincés : très pratiques pour les cuissons longues et les sauces. Les fricassées méritent vos larmes.

Les tomates pelées en quartiers : moins aqueuses que les tomates en conserve, plus savoureuses que les fraîches en hiver, elles permettent toute l'année de préparer sauces et plats mijotés (osso-buco, cassoulet, ratatouille...).

### *Poulet de poids*

Attention tout de même, frais ou surgelés, le cahier des charges de certains labels est souvent déterminé par les industriels eux-mêmes. Dans tous les cas, privilégiez les morceaux de poids. Plus les poulets sont petits, plus ils risquent de faire partie de la catégorie « quatre quarts » : produits en batterie et abattus très jeunes, alors qu'ils ne pèsent alors qu'un kilo, leur nourriture est enrichie d'antibiotiques pour accélérer leur croissance. Leurs os sont de ce fait friables, leur chair, fade et molle.

Les steaks hachés : une bonne base à avoir toujours sous la main pour façonner des hamburgers maison, garnir des hachis, des farces ou préparer une sauce bolognaise minute. Si vous avez le choix, prenez-les à 5 ou 10 % de matières grasses, « pur bœuf » et « non compressés ». Les contrôles sont très serrés sur ce produit, surtout si vous choisissez le label « Origine France ».

Le poisson pané : même si cela vous désespère que le petit Gaspard l'apprécie plus que votre bar vapeur, il reste une bonne façon de lui faire voir la mer. Si vous avez le choix, préférez les portions en forme de filets, plus aérés que les rectangles calibrés. Si vous vous sentez d'humeur cuisinière, préparez des filets de poisson panés maison en les passant dans des flocons d'avoine. Plus croustillants, plus légers et plus valorisants, tout le monde y gagne !

Le steak d'espadon : moins gras que le saumon, plus chic que le thon, en voilà un qui plaît même à ceux qui n'aiment pas le poisson. Laissez-les décongeler dans une huile d'olive enrichie d'herbes de Provence et grillez-les rapidement pour qu'ils restent rosés à cœur.

Le beurre : pour ne jamais être pris de court si l'envie vous vient d'improviser un gâteau. Plutôt que de le congeler vous-même, achetez-le déjà surgelé, les méthodes industrielles assurent une surgélation rapide qui n'altère ni sa saveur ni sa texture. En revanche, une fois décongelé, le beurre ne se garde pas plus de dix jours.

Le fromage râpé : pour assurer un plat de pâtes en toutes circonstances. Parmesan, comté ou emmental : les râpés supportent mieux les grands froids que les fromages entiers, qui doivent être consommés dès leur sortie du congélateur.

Les lardons : n'hésitez pas à en faire des provisions, vous en aurez toute l'année sous la main et pourrez les faire rissoler sans les décongeler.

Le riz déjà cuit : prêt en une minute, toujours cuit au poil, jamais collant. De quoi faire pâlir plus d'un Chinois.

La purée de pommes de terre : si la mousseline trahit votre paresse, celle-là ressemble à s'y méprendre à celle de grand-mère. Aucune adjonction, rien que de la patate, dans laquelle vous glisserez ce qui vous plaît au moment du réchauffage : lait, crème, beurre... ou bouillon et persil (voir recette p. 235) !

Les potages : dès que l'hiver vient, je pourrais en manger

trois assiettées chaque soir ! Si je reconnais le plaisir de préparer (et de déguster) une soupe maison, je confesse qu'il m'arrive régulièrement de céder à la facilité d'une soupe toute prête. Au rayon surgelés, les soupes bio sont particulièrement délicieuses.

La pâte feuilletée : prête à dérouler, elle vous permet de composer tartes, canapés, chaussons ou de petites allumettes apéritives. Prévoyez tout de même le temps réglementaire de décongélation. J'ai essayé une fois le micro-ondes et je préfère vous épargner cette humiliation !

Les herbes fraîches : certes, le contenu de ces petites boîtes ne vaudra jamais un beau bouquet d'herbes fraîches et odorantes mais, à moins de posséder son propre potager, il est difficile de les avoir toujours sous la main ! Si vous les utilisez pour le goût plus que pour l'apparence (omelettes, quiches, purées, sauces...), la version surgelée fera très bien l'affaire. Mention spéciale pour le thym coupé, plus savoureux que la poussière sèche et terreuse que l'on nous refile généralement !

## *Les dépanneurs : pour un coup de bluff*

Le saumon fumé : buffet froid, entrée de dernière minute ou salade improvisée. Il faudra tout de même penser à le sortir au moins trois heures à l'avance car le micro-ondes lui est interdit.

Les filets de sardines ou de rouget : si je milite pour la réhabilitation des poissons cuits entiers, saveur oblige, je fais une exception pour les filets de petits poissons tant le tête-à-tête avec leurs arêtes peut contrarier le vôtre avec votre fiancé(e). Ces poissons étant très fragiles, je vous déconseille de les acheter déjà « filetés » chez le poissonnier, et, si vous lui demandez de lever les filets au moment de l'achat, vous risquez de vous entendre répondre qu'il « n'a pas que ça à f... ! ». C'est là que les surgelés entrent en jeu. À cuire à la poêle ou en gratin mais surtout pas au barbecue qui les réduirait en charpie.

## Sablés zen

*Totalement végétaliens (contrairement à moi !), ces sablés permettent à votre organisme de faire le plein de fibres (farine complète) et omega 3 grâce à l'huile de colza. Attention : l'absence d'œuf et de beurre les rend très friables... et absolument délicieux.*

Pour 6 personnes

300 g de farine complète
15 cl d'huile de colza
75 g de vergeoise blonde + pour saupoudrer
sel
au choix : sésame bio ou pavot

Préchauffez le four à 150 °C (th. 5). Mélangez tous les ingrédients sauf les graines. Malaxez et façonnez des petits sablés de 0,5 cm d'épaisseur directement sur la feuille de papier sulfurisé.
Saupoudrez-les de sésame ou de pavot recto verso, et enfournez après avoir posé la feuille sur la grille du four. Laissez cuire 40 minutes.
Sortez du four, saupoudrez d'un voile de sucre et laissez refroidir.

*Conseil* : vous pouvez utiliser moitié huile de colza, moitié huile de noix.

Les légumes grillés (aubergines, poivrons, courgettes) : vous avez le choix, soit passer des heures à faire rôtir des poivrons au four avant de les peler du bout des ongles, faire dégorger des aubergines au sel avant de les inonder d'huile pour éviter qu'elles ne brûlent ou bien faire décongeler des légumes grillés à point, 2 minutes au micro-ondes ou à température ambiante dans un mélange d'huile d'olive, de citron et de vinaigre balsamique, pour proposer des antipasti maison à peu de frais !

Le gibier : la loi interdit la vente de gibier (surgelé ou frais) en dehors de la période de chasse. Rien ne vous empêche d'en faire provision dans votre congélateur à l'automne pour mijoter de la biche ou du sanglier en février. Pour mieux les parfumer et éviter de perdre du temps, faites-les décongeler directement dans leur marinade.

La souris d'agneau : six paires de regards vissées sur la souris de votre gigot, vous avez connu ça ? Et le boucher qui ne veut jamais les vendre sans le reste du morceau... Grâce aux surgelés, chacun aura la sienne. Confites au four ou mijotées en tajine, c'est inratable.

Le foie gras : pas forcément plus cher que chez le volailler, le foie gras frais est vendu en escalopes ou entier prêt à cuire en terrine. Dans les deux cas, cela vous évite de le déveiner (une sacrée tannée) et de le faire dégorger. On peut enfin préparer un dîner d'amoureux sans avoir les trois quarts du lobe sur les bras ! Deux minutes à la poêle avec des mirabelles (surgelées) flambées au cognac... il est cuit, l'amoureux !

Les cèpes et les « champignons des bois », à l'exception des girolles : bien plus moelleux que les secs, ils sont plus parfumés surgelés qu'en conserve. Une tarte fine aux cèpes en plein été, ça vous tente ? Pensez aussi aux omelettes, œufs cocotte, risottos, plats mijotés... Les jeunes cèpes coupés de Picard sont dignes des meilleurs marchés du Sud-Ouest... j'assume !

Les truffes : si vous avez la chance de pouvoir en acheter

à la belle saison (décembre-mars), n'hésitez pas à surgeler le surplus. Même les grands chefs défendent ce mode de conservation. Achetez-les fermes et odorantes, entourez-les de film alimentaire et enfermez-les dans un petit Tupperware. Il ne reste plus qu'à les râper à l'envie, en toute saison, sur vos pâtes, purées, salades ou œufs brouillés.

Les gambas crues : difficiles à dénicher chez le poissonnier, qui ne veut pas risquer de les voir tourner de l'œil, elles sont un régal juste grillées ou flambées à la poêle (recette p. 127). N'oubliez pas qu'elles doivent être consommées avec modération car leur culture intensive a tendance à déstabiliser les écosystèmes locaux.

Les mangues en tranches : pas d'hésitation pour les choisir, pas d'embrouille pour les trancher. Essayez mon frozen soja de mangue au citron vert (recette p. 171).

Le jus d'orange : surgelé dès la presse, il garde sa pulpe et toutes ses vitamines. Une fraîcheur réjouissante au petit déj' mais aussi très utile pour déglacer ou apporter une touche pointue à vos sauces.

Les glaces et sorbets : le gros avantage de ces produits est que leur température nous empêche de les manger trop vite. Faites l'essai : mettez un yaourt aux fruits (allégé si vous voulez) au congélateur pendant une heure et dégustez-le : le petit frisson du froid sur la langue, les paillettes qui fondent, l'onctuosité d'une « crème glacée » sans crème et presque sans sucres. On met deux fois plus longtemps à le manger, on a deux fois plus de plaisir. À essayer d'urgence !

## *À éviter*

Les calmars : rien à faire, surgelés, ils sont toujours un peu durs sous la dent.

Les sushis : ils ne sont pas encore très au point. Le riz est trop compact et le poisson à tendance à cuire sur les bords après décongélation au micro-ondes.

Les pois gourmands : à éviter tant que la guerre des fils n'a pas été gagnée par les industriels du surgelé.

Les girolles : encore un peu acides et caoutchouteuses, même si les industriels ont fait des efforts. Je préfère attendre la fin de l'été pour les faire sauter.

Les asperges vertes et les poireaux : quelle que soit la cuisson, ces légumes crachent de l'eau et restent fibreux.

## CONSERVER LES ALIMENTS

Pour ne pas altérer la qualité de vos aliments, sachez les stocker au bon endroit.

### *Réfrigérateur, mode d'emploi*

Dès votre retour du marché (ou du supermarché), entreposez les produits ultra-frais (yaourts, beurre, fromage et lait frais...) dans la partie la plus froide de votre réfrigérateur. Contrairement aux idées reçues, celle-ci ne se situe pas toujours au même endroit. Consultez la notice de votre appareil.

Si vous ne souhaitez pas aller à la cave à la moindre envie de carotte râpée, conservez vos légumes au réfrigérateur, à l'abri de la lumière, de l'humidité et de la chaleur pour éviter toute déperdition de vitamines.

Laissez la viande dans son papier d'emballage (jamais dans une boîte ni papier alu) et gardez-la trois jours au plus dans la partie basse du réfrigérateur. Halte au mythe du bœuf frais ! La viande gagne à être légèrement rassise. Si elle est bien rouge, c'est qu'elle n'a pas suffisamment attendu dans la cave de votre boucher.

Pour bien conserver vos fromages, il est conseillé de les entreposer dans une cave, entre 5 et 10 °C. Les citadins ne doivent pas pour autant s'en priver. Le bac à légumes de leur réfrigérateur fera très bien l'affaire. Mais tous les fromages ne se conservent pas de la même façon. Les chèvres ne nécessitent pas d'emballage : pour éviter de les abîmer tout en les laissant respirer, entourez-les simplement de papier sulfurisé. Les pâtes pressées non cuites et pâtes molles un peu odorantes (exemple, saint-nectaire, munster) gagnent à être emballées dans du film alimentaire ou conservées dans une boîte hermétique. Notre camembert emblématique ne demande rien d'autre que d'être conservé dans son papier et sa boîte d'origine. Le roquefort nous donne un indice : généralement vendu en robe d'argent, il n'est jamais mieux conservé que dans une feuille de papier d'aluminium. Le comté s'entoure de film alimentaire pour éviter tout dessèchement. Si bons soient-ils, vos fromages n'auront aucun intérêt si vous ne les sortez pas du réfrigérateur (et de leur papier) au moins une heure avant de passer à table.

Une fois ouvertes, il faut entreposer les confitures au frais mais cette précaution risque d'être vaine si vous les laissez traîner trois heures sur la table chaque matin ! C'est aussi vrai pour les moutardes. Une bonne astuce consiste à déposer une rondelle de citron sur le dessus du pot pour éviter le dessèchement. En revanche, câpres et cornichons n'ont pas besoin de reposer au frais, même ouverts.

### *Mettez-les au placard*

Les huiles de fruits et d'oléagineux (olives, noix, noisettes...) se conservent dans un placard, mais pas trop longtemps. Souvenez-vous de ce dicton que l'on a plaisir à répéter dans le Sud : il faut boire le vin vieux et l'huile jeune. Achetez-la en petites quantités et consommez-la rapidement. Les huiles de très bonne qualité ne devraient pas être conservées plus de douze mois.

S'il vaut mieux acheter son huile d'olive en bouteilles de verre pour juger de son apparence et de sa fluidité, il est fortement conseillé de la conserver à l'abri de la lumière. Si vous en consommez au compte-gouttes, emballez-la dès l'achat dans une couche de papier d'aluminium ou transférez-la dans un bidon dévolu à cet emploi. Quel que soit l'emballage, gardez-la toujours à l'abri de la chaleur et de l'humidité. Si vous avez acheté plusieurs bouteilles, conservez-les à la cave. En été, n'hésitez pas à entreposer vos bouteilles d'huile de noix, noisettes ou sésame au réfrigérateur. Une petite astuce pour éviter que l'huile ne rancisse : mettez une pincée de sucre en poudre dans le fond de la bouteille, c'est un truc de grand-mère mais ça marche !

Pour que vos épices ne s'éventent pas trop vite, achetez-les entières : cannelle en bâton (à râper au dernier moment, comme la noix de muscade), poivre, cumin et coriandre en grains, étoiles de badiane...

### *Congélateur : ce qu'il faut savoir*

Ce n'est pas parce qu'ils sont conservés au grand froid que les surgelés ne méritent pas quelques précautions ! Sachez d'abord que plus le congélateur est plein, mieux c'est. À chaque ouverture – à plus forte raison en cas de panne –, les produits se tiendront froid les uns les autres et n'auront pas le temps de décongeler. On ne le répétera jamais assez : pour éviter la prolifération des bactéries, faites attention à ne jamais recongeler un produit décongelé. Cette recommandation est particulièrement valable pour les glaces et les produits hachés ou de petit calibre (herbes, échalotes, ail et oignons coupés, petits pois, julienne ou macédoine de légumes...) qui décongèlent très rapidement.

Sachez que la congélation est un froid modéré (– 25 à – 35 °C) progressif et la surgélation un grand froid (– 35 à – 40 °C) ultra-rapide. Seule la surgélation permet de préserver intégralement les qualités nutritionnelles et organoleptiques des aliments. L'idéal est, bien sûr, d'acheter des produits qui ont été surgelés sur leur lieu de production (ou de pêche), par des congélateurs industriels très puissants.

Vous pouvez néanmoins pratiquer la congélation maison à condition de respecter quelques précautions.

Vérifiez que votre congélateur possède le symbole ****

## Bouillon de volaille

*Je ne milite pas pour la cuisine traditionnelle lorsqu'elle est longue et fastidieuse mais je n'ai jamais trouvé dans le commerce de substitut valable au bouillon maison. Celui-ci est mon incontournable allié pour cuisiner léger, je l'utilise à toutes les sauces, pour cuire les pâtes, le riz et les céréales, dans les plats mijotés, pour déglacer une viande, cuire des légumes en cocotte ou encore tels quels, en version consommé. So chic !*

Pour 5 litres

5 kg d'abattis et de carcasses de volaille concassés
2 carottes
2 oignons
2 poireaux
1 bouquet garni

Mettez tous les ingrédients dans un grand faitout, ajoutez 6 litres d'eau froide. Laissez cuire à petit frémissement 3 à 4 heures en écumant régulièrement. Inutile de saler le bouillon car le sel est apporté par la viande. Si vous souhaitez rehausser sa saveur, salez en fin de cuisson, après réduction. Filtrez au travers d'une passoire, laissez refroidir et réfrigérez une nuit. Le lendemain, dégraissez en retirant le gras qui s'est figé à la surface. Conservez ce bouillon 2 ou 3 jours au frais et portez-le à ébullition avant de le servir.

garantissant une température suffisamment basse. Par la suite, vérifiez que votre congélateur maintient bien la température à – 18 °C au minimum. Quel que soit l'aliment, ne le congelez jamais sans emballage. On est souvent tenté d'y glisser une baguette telle quelle ; c'est oublier qu'elle sera en contact avec les bactéries qui se trouvent à la surface des emballages voisins. Au contraire, précoupez-la et glissez les tranches dans des sacs plastique de congélation. Vous n'aurez plus qu'à les sortir juste avant de les faire griller.

Choisissez bien vos emballages : à moins qu'il ne soit « spécial congélation », évitez le papier d'alu, qui colle et reste emprisonné dans les cavités du produit. Préférez le film alimentaire, beaucoup plus facile à retirer ou encore les sacs congélation. Les boîtes en plastique, en polyéthylène, voire les bocaux en verre sont appropriés aux sauces, coulis et autres produits liquides.

Ne congelez que des aliments de très bonne qualité, surtout pas « limites » car si le froid bloque le développement des bactéries, il ne les tue pas.

Enfin, n'oubliez pas que les surgelés ne se gardent pas indéfiniment. Voici quelques temps de conservation à garder en mémoire (encore faut-il avoir pensé à inscrire les dates de congélation sur les produits) :

— légumes et frites : deux ans ;
— viandes, poissons, fruits : un an ;
— plats cuisinés : un an.

Mais comptez la moitié si vous les avez congelés vous-même !

## *Peut-on surgeler soi-même les fruits ?*

Oui, mais c'est une congélation délicate car les fruits sont fragiles et doivent être sélectionnés avec soin, intacts (mûrs à point, cueillis à la main, jamais tombés) et préparés très rapidement. S'ils sont issus de votre propre récolte, non traitée, vous n'avez pas besoin de les laver.

Plus ils congèleront rapidement, moins ils se gorgeront

d'eau. Pour cela, ils doivent être petits : laissez entiers les fruits rouges, cerises, myrtilles, framboises et coupez les autres en quartiers : pêches, prunes, abricots, melon. Les fraises sont très aqueuses et s'affaissent en décongelant ; mieux vaut les consommer fraîches.

Pour préserver l'aspect des fruits entiers, évitez de les superposer ; le risque est de les voir s'écraser avant qu'ils ne soient saisis par le froid. Commencez d'abord par les laver ou les épousseter. Posez-les sur une plaque recouverte d'une feuille de papier sulfurisé. Sucrez et citronnez-les légèrement (cela va retarder l'action des enzymes et empêcher qu'ils ne noircissent). Passez-les au congélateur en ayant pris soin de le régler sur la puissance maximum et laissez-les « figer » pendant une heure au moins, pour les raffermir. Vous pourrez ensuite les verser en vrac dans des boîtes congélation fermées hermétiquement. Il ne vous restera plus qu'à coller une étiquette sur la boîte avec le nom des fruits et la date de congélation.

Vous pouvez être un peu moins scrupuleux si vous congelez les fruits en prévoyant d'en faire des compotes, des coulis ou des confitures. Dans ce cas, n'oubliez pas le jus de citron et la pointe de sucre, qui agissent comme des conservateurs. Enfin, utilisez-les à peine décongelés pour éviter qu'ils ne s'affaissent : mettez-les directement sur un fond de tarte précuit et nappez de gelée de groseilles, par exemple.

Il n'est pas interdit de les passer quelques secondes au micro-ondes en position décongélation si vous êtes pressé et ne souhaitez pas les cuire.

Les jus de fruits frais et les compotes peuvent être congelés. Versez les jus dans des sachets congélation, vous ne serez pas obligé de les décongeler d'un bloc comme c'est le cas lorsqu'ils sont conservés dans des boîtes en plastique.

CUISINER SUR TOUTE LA LIGNE

Pendant vingt ans, je n'ai aimé que les pizzas, pâtes, hamburgers, hot dog, gratins et autres concentrés de graisses et de sucres.

Découvrir la cuisine fut, pour moi, un second apprentissage du goût. Pour que mes plats soient à leur sommet, il me fallait d'excellents produits et, compte tenu de mes finances, je fus contrainte de dissocier savoureux et onéreux !

M'informer des règles élémentaires de diététique, considérer les aliments, porter un regard critique sur les plats : ce sont ces mini révolutions qui m'ont poussée à faire évoluer mon alimentation et à vivre en paix avec la nourriture. Cuisiner m'apparut alors comme le prolongement incontournable de cette nouvelle façon de manger. Je voulus reproduire, être à l'origine d'un plaisir semblable à celui que j'avais au restaurant sans pour autant passer mes journées « derrière les fourneaux ». J'ai donc testé, recommencé, élaboré – en solo – ma « p'tite cuisine ». Celle qui me permet de rester mince. Suivez-moi !

Pour commencer, deux conseils. Adoptez les techniques des Asiatiques quand la recette le permet : émincez vos aliments en lamelles avant de les faire sauter à feu vif pendant une poignée de minutes. Les vitamines et les saveurs n'auront pas le temps de se faire la malle. Mon autre conseil est d'oublier les plats servis à l'assiette si vous voulez conserver vos amis ; le trois étoiles n'est pas votre objectif, excepté pour le sourire.

## Moins de matières grasses mais plus de saveur

Comme il est souvent mal vu de ne pas consommer d'alcool dans notre pays, il est difficile d'évoquer la cuisine légère sans être accusé de trahir la tradition gastronomique du pays.

## *Jadis et ailleurs*

L'histoire nous enseigne pourtant que ce que nous croyons constitutif de notre culture n'est parfois que le fruit d'une mode passagère ou l'apanage d'une classe sociale, dans une époque donnée : « Autre caractéristique des sauces du Moyen Âge », écrit l'historien Jean-Louis Flandrin, « elles ne comportaient quasiment pas de matières grasses, alors que les cuisiniers des siècles suivants utiliseront abondamment l'huile, le beurre et la crème[1]. »

Voyager permet également de se rendre compte de la relativité de nos pratiques alimentaires. Dans certains pays d'Asie (Vietnam, Japon, Thaïlande), les matières grasses ne sont pas le préalable à la cuisson comme c'est le cas en Occident. Elles sont traitées comme un ingrédient à part entière, destiné à apporter une saveur particulière au plat (par exemple, l'huile de sésame). Mon amie Thiou m'a surprise lorsqu'elle m'a enseigné les secrets de l'un des plats les plus courants en Thaïlande, le laab (recette p. 45). La base de cette salade est la viande hachée (porc, poulet ou canard), que l'on fait sauter rapidement à feu vif avant de la servir tiède, copieusement assaisonnée. À ma grande surprise, pour éviter que la viande n'attache au wok, les Thaïlandais n'utilisent pas d'huile mais simplement un peu d'eau. Le gras de la viande étant, selon eux, suffisant pour apporter la saveur. L'assaisonnement qui vient parfumer la viande est lui aussi totalement exempt de graisses. Une sacrée leçon de diététique ! De la même façon, Michel Guérard, auprès duquel j'ai eu la chance de suivre quelques cours de technique, rappelle volontiers que le beurre est un condiment et qu'il n'était consommé jusqu'au XVIII^e^ siècle « que par les pauvres et les incultes ».

1. *De la cuisine à la gastronomie, histoire de la table française*, Jean-Louis Flandrin et Patrick Rambourg, Paris, Éditions Audibert.

## *Quelques trucs*

Limiter les graisses de cuisson, c'est aujourd'hui devenu très facile grâce au matériel antiadhésif, aux barbecues électriques, aux planchas et aux cuits vapeur. Vous n'êtes pas obligé de vous priver de matières grasses pour autant mais ces techniques vous permettent de remplacer les graisses cuites (la cuisson altère les nutriments) par des matières grasses crues ou faiblement chauffées, en quantités limitées.

Usez sans complexe des bouillons et des purées de légumes. C'est l'un des principes fondateurs de la cuisine minceur inaugurée par le même Michel Guérard dans les années 1970 et l'on n'a toujours rien inventé de mieux... Jusqu'à mon cousin Marc, aussi accro à la salade César qu'attentif à son poids, qui m'a appris à confectionner presque sans huile la fameuse sauce qui fait la renommée de ce plat. Un tour de force. L'idée toute simple consiste à remplacer l'huile par un peu de bouillon concentré mêlé au blanc ni cru ni cuit d'un œuf poché minute. Émulsion et légèreté garantie !

Je m'étonne que certains plats continuent d'être cuisinés à grand renfort de matières grasses simplement par fidélité à la tradition. Ne faudrait-il pas se demander si le risotto nécessite réellement tant de beurre et de fromage pour être savoureux ? Les usages masquent souvent un manque d'imagination doublé d'une certaine paresse : il est plus facile de faire bon en faisant riche !

À la suite d'un régime « antilourdeurs d'estomac » préconisé par mon médecin, j'ai découvert les délices d'un risotto à peine beurré et ceux d'un plat de pâtes cuisiné en papillotes (recettes p. 115). Seul inconvénient : les produits de base se doivent d'être excellents car la matière grasse ne tient plus son rôle d'écran de fumée.

## Scones au fromage et au sésame

*Les scones sont une spécialité anglo-saxonne qui appartient au registre de la pâtisserie. Avec ou sans raisins secs, traditionnellement enrichis de babeurre, ces petis pains légèrement briochés ne sont pas vraiment un modèle de légèreté. Je me suis amusée à en faire une version salée, allégée par la purée de pommes de terre. Pour un brunch ou en guise de sandwich,* it's so good !

150 g de farine complète
100 g de purée de pommes de terre (éventuellement surgelée ou à partir de flocons)
1 petit œuf
1cuil. à café de levure chimique
1 cuil. à soupe de ciboulette
60 g de fromage râpé
20 g de beurre
sésame
1/4 cuil. à café de sel

Préchauffez le four à 210 °C (th. 7) et faites décongeler la purée en la mettant au four dans un plat en Pyrex (ou décongélation à la casserole).
Mélangez la farine avec la levure, le sel, la ciboulette et le beurre ramolli. Incorporez la purée de pommes de terre, 40 grammes de fromage, puis l'œuf. Mélangez bien jusqu'à l'obtention d'une pâte homogène. Roulez la pâte pour former un gros boudin. Entreposez 20 minutes au congélateur.
Sortez la pâte et coupez-la en rondelles de 1,5 cm d'épaisseur environ. Posez ces rondelles sur une feuille de papier sulfurisé beurrée et faites cuire 20 minutes.

## *Ne bannir ni la crème ni le beurre*

Fille de Méditerranéens, j'étais destinée à utiliser l'huile d'olive plus que le beurre ou la crème. Pourtant, je dois confesser que ma cuisine comporte, à parts égales, un peu de toutes ces matières grasses. Chacune d'entre elles apporte des bienfaits nutritionnels et de délectables saveurs dont je ne pourrais me passer. Sans compter que le beurre et la crème sont de formidables liants.

Grâce à ses protéines, aussi appelées « caséines », le beurre permet d'émulsionner une sauce ou un jus de cuisson. Il est également indispensable au risotto, même en faibles quantités, auquel il apporte son onctuosité, preuve que la cuisine italienne fait aussi la part belle au beurre. Riche en vitamine A, il renforce la vue et augmente les défenses de la peau.

Évitez toutefois de le porter sur feu vif. L'idéal, si elle doit se faire à feu vif, est de démarrer la cuisson à l'huile et d'ajouter un peu de beurre en fin de cuisson pour assurer la liaison de la sauce, préserver ses vitamines et son goût.

Multi-usage, la crème permet à la fois d'épaissir, de détendre et d'alléger. Pour profiter de son onctuosité en limitant ses calories, n'hésitez pas à la fouetter avant de l'ajouter à vos préparations, qui en seront aérées. Cette notion de légèreté est rarement associée aux matières grasses animales. Si celles-ci sont bien plus saturées que leurs cousines végétales, elles affichent néanmoins des taux de lipides compétitifs. Ainsi, la crème entière comporte plus de trois fois moins de matière grasse à poids équivalent que l'huile, et la crème légère près de huit fois moins. À ce titre, elle est le moins gras des corps gras ! Alors, sauf si vous êtes sujet aux problèmes cardio-vasculaires, ne vous privez pas et consommez le beurre et la crème comme le reste des aliments, qui constituent notre patrimoine gastronomique, sans abus, mais aussi sans complexes.

## Les légumes : tout en douceur

Si notre consommation de légumes est encore insuffisante, il y a fort à parier que c'est en grande partie parce que nous craignons de ne pas réussir à les cuisiner.

À moins de vouloir les faire frire (ce que je vous déconseille car leur texture aqueuse fait d'eux de véritables pompes à huile), ils ne nécessitent pas d'être rissolés comme les viandes et peuvent être cuits sans aucune matière grasse. Pour éviter de les brûler, déposez-les dans le récipient de cuisson avec un peu d'eau ou de bouillon et faites-les cuire à feu doux en couvrant partiellement. Si vous souhaitez les glacer, il est indispensable d'ajouter une noix de beurre dans l'eau au début de la cuisson. Dans l'ensemble, je vous conseille plutôt de consommer des légumes cuits que crus. À cela plusieurs raisons : les légumes cuits sont plus denses que les légumes crus et leur effet de satiété dans l'estomac est donc plus durable ; ils sont plus digestes, irritent moins le côlon et ne risquent pas de provoquer des colites. Les crudités sont des pièges à calories : on picore, donc on en mange plus et on les accompagne systématiquement de sauces riches en sel et en matières grasses. Ainsi, une salade verte copieusement assaisonnée est bien plus calorique qu'une pomme de terre cuite au four ou à l'eau et agrémentée d'une cuillerée de crème fraîche.

La plupart des vitamines contenues dans les légumes peuvent être conservées à la cuisson si on respecte quelques règles : une fois achetés, il faut conserver les légumes au frais – idéalement à la cave ou dans le bac du réfrigérateur – le moins longtemps possible. Ils ne sont pas commodes et n'aiment ni l'humidité, ni la sécheresse, ni la lumière, ni le grand froid. Selon l'épaisseur de leur peau, brossez énergiquement ou pelez les légumes racines (pommes de terre, betteraves, carottes, panais, topinambours) car leur séjour en terre les rend plus perméables aux pesticides. Lavez-les rapidement, ne les laissez pas tremper et coupez-les ou râpez-les juste avant de les cuire. À moins de les préparer en soupe, évitez de les cuire à l'anglaise (bouillis) car leurs vitamines s'échappent dans l'eau. Privilégiez la vapeur, la cocotte à l'étouffé, ou le micro-ondes. Taillez-les en morceaux pour minimiser le temps de cuisson, donc la déperdition de nutriments.

## *Pommes de terre taille fine*

La pomme de terre est un légume à part, trop souvent écarté des régimes amaigrissants. Pourtant, quoi de meilleur qu'une purée onctueuse ou quelques frites grignotées avec les doigts ? Ces plaisirs régressifs ne doivent pas être interdits, bien au contraire. Il suffit de changer légèrement la recette et voilà ce féculent couronné au pays des tailles fines.

Ainsi, les pommes de terre peuvent être cuites dans un bouillon léger avant d'être moulinées avec celui-ci, additionné d'un bouquet de persil juste poché (recette p. 97). Le beurre ou l'huile s'effacent pour jouer le rôle de condiment sans que personne y trouve rien à redire.

Les frites ne perdent rien en croustillance si vous les enrobez de blanc d'œuf et d'un voile de paprika avant de les faire cuire au four (recette p. 103). Même les chips sont « dégraissables » à volonté : taillées finement comme le veut la tradition, elles s'accommodent d'un voile d'huile pulvérisé au vaporisateur avant d'être rôties au four bien à plat 40 minutes à 200°. Selon moi, la meilleure façon de goûter les pommes de terre reste la technique ancestrale du diable. Il s'agit simplement d'enfermer de jeunes pommes de terre non pelées, quelques brins d'herbes et deux ou trois gousses d'ail en chemise dans un récipient en terre (appelé diable en Charente-Maritime, la patrie de mon papa). Ni eau, ni matière grasse, l'ustensile leur communiquera une saveur de fumée qui suffit à les sublimer. J'adore ! N'est-ce pas une partie de la réponse à cette question qui fait le titre de mon livre ? Pour garder la ligne, je cuisine... autrement !

## *Vive la soupe !*

C'est la mode des soupes : on les trouve sur toutes les cartes des restaurants à la mode et l'on voit même fleurir des restaurants spécialisés. Il faut reconnaître qu'elles représentent un moyen agréable et facile de mettre en valeur les légumes.

Autant que possible, utilisez du bouillon maison pour cuire vos légumes (recette p. 105). Pour ne pas avoir à faire mijoter vos abattis avant chaque bol de soupe, préparez-en une grande quantité quand il vous reste des os, des carcasses ou des parures et gardez-la au congélateur. Il vous suffira de lui redonner un bouillon à chaque utilisation. Pour un potage maison minute : vous pouvez tout simplement aussi vous servir de votre bouillon pour diluer une purée de légumes. Vous préférez tout de même les cubes ? Alors, divisez par deux les quantités indiquées sur les paquets sous peine d'obtenir des bouillons saturés en sel et en arômes. Si votre soupe est trop liquide, faites-la cuire quelques minutes à feu doux pour l'épaissir. N'ajoutez les herbes qu'en toute fin de cuisson afin de préserver leur arôme (exception faite du thym, laurier et romarin à la saveur persistante). Enfin, ne mettez jamais au froid une soupe encore chaude au risque de faire monter la température de votre réfrigérateur et d'altérer les produits qui y sont stockés.

Si la soupe nourrit et réchauffe pendant les périodes de froid, ce n'est pas une raison pour se priver de ses bienfaits dès l'arrivée des premières chaleurs. N'hésitez pas à puiser votre inspiration dans le registre des soupes fraîches, voire glacées : gaspacho andalou, vichyssoise, crème de légumes (voir crème glacée de chou-fleur)... C'est un moyen idéal de calmer son appétit tout en se rafraîchissant et de préserver le goût des aliments tout en évitant les graisses de cuisson. Et tout cela, en un coup de mixeur. Concentrez vos efforts sur le choix des aliments : mûrs, bien frais et savoureux... rien de pire qu'une soupe de courgettes âcres ou de tomates gorgées d'eau. Essayez de préparer vos soupes le jour même de l'achat des produits car le froid durcit les légumes et leur fait perdre saveur et nutriments. Ne faites pas non plus attendre trop longtemps vos soupes – surtout crues – pour ne pas risquer la fermentation des légumes. Enfin, pensez à utiliser de l'eau minérale ou filtrée pour éviter la soupe au chlore !

## *Quelques idées*

Puisque vous avez été sage jusque-là, je vous confie quelques idées de soupes chaudes ou froides, parmi les plus simples et les plus légères :

— au melon d'Espagne (vert), avec du yaourt bulgare, du jus de citron vert, des feuilles de menthe et une pointe de gingembre ;

— aux betteraves cuites, avec un bouillon de bœuf, de l'anis étoilé et de la ciboulette. Décorez le centre des assiettes avec une coulée de yaourt mélangé à du vinaigre de cidre ;

— un gaspacho aux fraises (pour la rondeur). Au milieu, versez une crème d'avocat au citron et au piment (ou un guacamole délayé à l'eau) ;

— une crème de concombre aux herbes : mixez deux concombres, un verre de crème liquide allégée, un verre de bouillon de légumes ou d'eau, un demi-bouquet de menthe, un demi-bouquet de cerfeuil, trois brins d'aneth, et un sucre.

— un potage glacé de petits pois : videz une boîte de petits pois, ajoutez l'équivalent en bouillon de volaille et faites mijoter 5 minutes. Enfoncez quelques brins de menthe entiers dans le bouillon chaud et laissez infuser 10 minutes. Retirez la menthe et moulinez. À servir frappé.

## Le barbecue ou l'art du feu

C'est un mode de cuisson ancestral, comme le souligne volontiers Michel Guérard : « Maîtriser l'art du feu, c'est comprendre tout l'art des cuissons[1]. »

Il existe deux types de barbecue : les traditionnels, au feu de bois, de charbon de bois, de ceps de vigne, etc., et les barbecues contemporains, électriques ou au gaz, couverts d'une plaque antiadhésive en fonte ou en aluminium, plutôt conseillés pour les cuissons en intérieur. Si vous optez pour un barbecue mobile, posez-le dans un endroit bien plat, stable – et à l'abri du vent pour éviter de vous fâcher avec les voisins. Pensez aussi à ne pas l'installer trop près d'un mur afin d'éviter de voir noircir celui-ci très vite, ni sous un arbre ni près de votre plus beau plant de bégonias, qui ne résisteraient ni l'un ni l'autre à ce coup de chaud. Dernier conseil : évitez de le placer sur un sol poreux car, en trois tournées de brochettes, vos ardoises ou vos tomettes pourraient se trouver mouchetées de graisse.

### *Cancérigène ou non ?*

Tour à tour considéré comme l'allié des régimes puis épinglé par les nutritionnistes, le barbecue est-il vraiment fréquentable ? On sait que c'est un mode de cuisson diététique car il n'utilise pas de gras et fait, au contraire, fondre les graisses de l'aliment. Néanmoins, en fondant, ces graisses retombent sur la source de chaleur, braises ou charbon, et leur combustion entraîne la formation d'hydrocarbures qui sont réputés cancérigènes. De là à craindre de développer un cancer parce qu'on est amateur de côte de bœuf, c'est aller vite en déduction. Disons qu'il n'y a pas de danger tant que vous utilisez ce mode de cuisson occasionnellement et que vous veillez à ce que la flamme ne soit jamais en contact

1. *La Cuisine gourmande*, Michel Guérard, Robert Laffont, Paris, 1977.

avec l'aliment. Dans tous les cas, prenez bien soin de laissez de côté dans votre assiette les parties carbonisées.

Les barbecues électriques permettent de contourner cet inconvénient car ils ne dégagent pas de flamme, ce qui prévient la combustion des graisses. C'est aussi la solution idéale pour ceux qui n'aiment pas manier le feu, qui n'ont pas de jardin ou qui ne veulent pas s'embêter à nettoyer le barbec' ! Au rayon des nouveautés : certains barbecues sont munis d'un réservoir à eau qui évite la combustion des graisses et permettent une cuisson plus saine et moins odorante. D'autres enfin proposent une cuisson verticale qui permet d'obtenir le goût de fumée tout en évitant le contact avec les flammes et la combustion des graisses.

### *Quelques règles à respecter*

Pour les viandes rouges comme la côte de bœuf : le gril doit être très chaud, la pièce de viande à température ambiante et enduite légèrement d'huile. On pose la viande sur le gril quelques minutes suivant son épaisseur, puis on la tourne d'un demi-tour pour obtenir l'effet quadrillé. Selon que l'on veut la viande plus ou moins cuite, on prolonge le temps de cuisson mais aussi on éloigne la viande de la source de chaleur pour qu'elle cuise à cœur sans brûler. Pour vérifier le degré de cuisson, posez votre doigt sur la viande : si elle est souple, elle est saignante, si elle est ferme, elle est à point. Au-delà, c'est gastronomiquement indéfendable ! Le sel fait sortir les sucs et le sang de la viande, et empêche la formation de la croûte, de cette couche rissolée qu'on apprécie tellement. Il est donc conseillé de ne saler la viande grillée qu'à mi-cuisson. Si l'on souhaite qu'elle garde bien tous ses sucs, on évite également de la piquer pour la retourner.

Pour les volailles, le feu doit être moins violent mais le gril bien chaud. Si vous préparez des brochettes de viande et de légumes, il est préférable de précuire les légumes à la

## Charlotte pommes et poires au sirop d'érable

*Hormis la crème anglaise, facultative, ce dessert est totalement exempt de matières grasses. Évidemment, les pommes et les poires utilisées pour la compote doivent être extrêmement savoureuses.*

Pour 8 personnes

- 900 g de compote de pommes
- 900 g de compote de poires
- 1 brioche tranchée
- 150 g de crème anglaise
- 2 cuil. à soupe de sirop d'érable
- 1 cuil. à café de cannelle

Retirez la croûte de la brioche. Égouttez pendant 10 minutes les compotes dans une passoire dans laquelle vous aurez disposé du papier absorbant. Récupérez le jus et incorporez le sirop d'érable.
Taillez 4 tranches de brioche en pointe. Trempez-les dans le jus à l'érable et déposez-les dans le fond du moule. Coupez les tranches restantes en rectangles égaux, imbibez-les légèrement et tapissez les parois. Versez la compote au centre et couvrez avec les chutes. Arrosez une dernière fois de jus. Posez un film et laissez reposer 24 heures au réfrigérateur. Servez, arrosé de crème anglaise et saupoudré de cannelle.

vapeur avant de les embrocher pour ne pas risquer qu'ils soient complètement brûlés.

*Péchés originaux*

Le barbecue reste aussi l'un des meilleurs modes de cuisson du poisson, mais sachez que tous ne se prêtent pas à la grillade : préférez les poissons plats, à chair ferme qui permettent une cuisson homogène (bar, sole, dorade, sardine, maquereau, saint-pierre...). À l'achat, faites vider votre poisson mais gardez les écailles. Elles protègent la chair et lui évitent de brûler. Avant de lui faire passer l'épreuve du feu, huilez votre poisson ainsi que la grille pour qu'il n'attache pas. Ensuite, disposez les petits spécimens près de la source de chaleur, à dix centimètres environ, pour qu'ils soient saisis et les plus gros à quinze ou vingt centimètres pour qu'ils cuisent à cœur. Vous pouvez même inciser la peau de manière à faciliter la cuisson.

Il n'y a pas que les viandes et les poissons qui méritent le supplice du feu : osez les charcuteries (andouillettes, boudin), laissez s'ouvrir des huîtres sur la braise, faites cuire vos œufs coque 3 minutes enfouis sous la cendre après les avoir plongés dans l'eau ou mettez vos ris de veau. On peut également faire griller des cèpes, des cœurs de salade trévise, des épis de maïs, des navets sous la cendre ou des fromages de chèvre enfermés dans des feuilles de vigne. Autant de péchés originaux.

## Cuisson maison

*Le four comme on n'y pense pas*

Le four est une méthode de cuisson saine et progressive, qui permet de mijoter, rôtir et griller sans forcément nécessiter un ajout de matières grasses. En cuisant, les aliments rejettent de la matière grasse qui va nourrir et parfumer le plat mais dont il est préférable de se débarrasser après cuisson. Une précaution qui ne concerne pas seulement les calories. Cuite à 220 °C (la température du four conseillée pour un rôti), l'huile est aussi altérée que si vous l'aviez utilisée cinq fois de suite en friture.

Pour ne pas perdre le goût précieux des sucs de la viande caramélisés dans le fond du plat, retirez l'aliment et laissez le reposer quelques minutes sous un papier d'alu (les viandes n'en seront que plus tendres). Pendant ce temps, prélevez le gras rendu à la cuisson à l'aide d'une cuiller. Il existe aujourd'hui des cuillers à sauce ou des poires à jus qui permettent de séparer les jus de cuisson de la matière grasse. Sinon, optez pour ma méthode : videz le contenu du plat de cuisson dans un bol et attendez 20 minutes le temps que la graisse remonte à la surface. Vous n'aurez plus qu'à la prélever à la cuiller. Les plus attentifs à leur ligne pourront retirer les résidus en déposant quelques feuilles de papier absorbant à la surface. Vous pouvez ensuite éventuellement ajouter un peu de beurre frais ou d'huile d'olive crue dans votre sauce pour la lier sur feu doux, juste avant de servir.

## *Au cœur de la bête*

Méfiez-vous des farces que l'on utilise généralement pour parfumer et graisser les volailles. Celles-ci sont le plus souvent composées de chair à saucisses, voire de lard fumé, de pain trempé au lait et j'en passe. Savoureux mais pas franchement digeste d'autant que cette farce est rarement cuite comme il se doit, l'animal faisant barrage à la chaleur. Aussi, pour parfumer sans alourdir la bête, amusez-vous à déposer dedans un petit ramequin rempli d'un savoureux bouillon concentré (même à base de cube) ou d'un peu de cidre. En s'évaporant, le liquide parfumera et assouplira les chairs et votre sauce sera enrichie d'un très savoureux fumet.

Une autre méthode consiste à glisser sous la peau de l'animal une « farce » faite de fromage frais ou d'un petit-suisse agrémenté d'herbes très aromatiques comme la sauge, le thym, le laurier ou le romarin. Un moelleux vertigineux !

Enfin, lors des grandes occasions, j'emplis la bête de fruits secs (abricots, figues, mangues), de châtaignes (riches en potassium, en vitamine B et pas si caloriques que ça !) et de quelques épices entières (bâton de cannelle, étoile de badiane, gousses de cardamome). J'obtiens ainsi une farce originale et esthétique qui pourra être servie en accompagnement une fois la volaille découpée.

### *Pensez aux bricks*

Pensez aussi aux feuilles de bricks pour cuisiner rapidement et utiliser les restes. Elles sont généralement associées à la cuisine tunisienne, dont la brick à l'œuf est l'un des emblèmes, ce qui leur confère une image bien peu diététique. Dommage, car cette fine pellicule de pâte n'est finalement constituée que de farine, d'eau et de sel. Elle permet de réaliser toutes sortes d'aumônières fines, croustillantes et légères sous réserve de la cuire au four plutôt qu'en friture. Pour cela, beurrez une face de la feuille au pinceau ou au doigt, retournez-la et garnissez-la de ce qui vous chante : chèvre frais, tomates séchées, miel et romarin ou fondue de poireaux et lamelles de comté, viande hachée et purée d'aubergines vapeur, pavé de saumon sur une julienne de légumes, etc. Et faites dorer vingt minutes au four à 200 °C.

## *Avec les doigts*

Pour une cuisson à la poêle, privilégiez les ustensiles de cuisson couverts de revêtements antiadhésifs qui vous permettent d'éviter l'ajout de matière grasse. Je reconnais néanmoins qu'il est parfois difficile d'obtenir l'aspect doré que l'on aime tant.

Pour cela et pour éviter de jeter au feu vos bonnes vieilles poêles, un conseil élémentaire : plutôt que de verser la matière grasse dans la poêle (au risque de la voir filer inutilement le long des bords), huilez directement l'aliment lui-même. Alors, pas de chichis, il faut y mettre les doigts. J'ai pour habitude d'enrober viandes et poissons d'un peu d'huile d'olive ou de pépins de raisin (la plus neutre et celle qui supporte les plus hautes températures). De cette façon, j'en utilise le moins possible et l'huile ne se dénature pas en chauffant seule dans la poêle.

Quant aux légumes, une condition pour que ça dore : la poêle doit être bien chaude quand vous y déposez l'aliment. Leur eau de végétation permet d'assurer seule l'ébullition nécessaire. Votre four peut ainsi se transformer en mini four vapeur si vous faites cuire vos aliments en papillote, ce mode de cuisson étant particulièrement recommandé pour la cuisson des poissons et des légumes.

### *Réussir la cuisson des viandes et des volailles*

Depuis toujours, les Français sont de grands carnivores. Pour peu, on se surprendrait à rêver la nuit d'une entrecôte-frites, à fantasmer sur une côte de bœuf saignante ou sur un bourguignon longuement mijoté. Mais la viande ne s'offre pas au premier venu. Avant tout, il faut penser à la sortir deux heures à l'avance du réfrigérateur pour assurer une cuisson homogène. Une fâcheuse habitude consiste à enfourner toutes les viandes à four très chaud. Pourtant, volailles et viandes blanches (veau, poulet, lapin) sont plus tendres si on démarre leur cuisson à four moyen (160 °C), voire froid. Une astuce, employée depuis plusieurs siècles par les Indiens, consiste à faire mariner la volaille dans du yaourt plusieurs heures avant de la cuire. Les enzymes du yaourt attaquent les protéines et attendrissent la viande. À cuisiner façon tandoori ou basquaise.

À l'inverse, les viandes et volailles rouges (bœuf, canard) réclament d'être saisies par une chaleur au moins égale à 180 °C. Vient ensuite le problème des temps de cuisson, pas faciles à évaluer : si vous comptez un quart d'heure par livre pour les rôtis, il faudra prévoir une heure pour les viandes mijotées.

## *Prenez donc une bonne tôle*

Cuites à la poêle, toutes les viandes n'ont pas les mêmes exigences : le bœuf et les petites pièces d'agneau gagnent à être saisis par une chaleur vive tandis que le veau et les volailles réclament de la douceur. En revanche, s'il est un point sur lequel toutes les viandes s'entendent, c'est sur le choix des ustensiles de cuisson. Bien qu'elle permette de limiter les matières grasses, la poêle antiadhésive ne provoque pas la caramélisation des sucs, privant du même coup votre plat d'une bonne partie de sa saveur. Il est donc indispensable d'avoir au moins une poêle en fer ou en fonte dans sa cuisine !

Dernière règle de base : laissez la viande reposer sous un papier d'alu avant de la servir. Certains disent qu'il faut compter un repos équivalant à la moitié du temps de cuisson, cela pour permettre aux chairs de se détendre au maximum. Et vous... aussi !

## *La cocotte : une alliée de la minceur*

Je ne me lasse pas de répéter que les plats mijotés sont les alliés de la cuisine minceur. Leurs avantages sont nombreux : ils sont faciles à réussir, peuvent être préparés à l'avance et pour un grand nombre de personnes. Leur cuisson à l'étouffée et l'ajout d'une garniture aromatique permettent d'obtenir des saveurs fines et puissantes sans pour autant abuser des matières grasses. En bref, les plats en sauce peuvent rester très diététiques si l'on respecte quelques règles de savoir-alléger.

Plus qu'aucune autre, cette cuisson nécessite l'ajout d'un bon bouillon et/ou d'un peu de vin, qui rempliront aisément le rôle de vecteur de goût qui est celui de la matière grasse. Les cocottes en fonte restent les meilleurs atouts de la cuisine mijotée, permettant une diffusion équilibrée de la chaleur et un arrosage régulier des aliments. Profitez aussi de l'avantage de pouvoir préparer votre plat à l'avance et

## Cake aux carottes et chocolat blanc

Pour 8 personnes

100 g de farine blanche
100 g de farine complète
1 cuil. à café de levure chimique
130 g de beurre
100 g de sucre vergeoise blonde
300 g de carottes
100 g de chocolat blanc
1 orange non traitée
1 cuil. à café de cannelle
1/2 cuil. à café de muscade râpée
1 pincée de sel

Préchauffez le four à 170 °C (th. 6-7). Fouettez ensemble le beurre mou et le sucre jusqu'à ce que le mélange blanchisse. Pelez et hachez (ou râpez) les carottes. Lavez et prélevez le zeste de l'orange, hachez-le. Pressez le jus. Incorporez le tout au beurre et au sucre.
Mélangez dans un grand saladier les farines, la levure et les épices. Incorporez progressivement le premier mélange en remuant sans cesse. Versez la préparation dans un moule à cake beurré et fariné. Cassez le chocolat en carrés et enfoncez-les à la verticale dans le cake.
Recouvrez la tranche des carrés avec un peu de pâte et faites cuire 50 minutes.
Sortez du four, laissez tiédir et démoulez. Servez tiède ou froid.

laissez-le refroidir. La graisse va remonter et se figer à la surface, ce qui vous permettra de la retirer très facilement. C'est ainsi que les civets, bourguignons et autres pots-au-feu deviennent de véritables panacées nutritionnelles. Sans compter le plaisir de manger un plat mijoté lorsque l'on est au régime... De quoi réchauffer le cœur d'une agence de mannequins tout entière !

## *Tristounette, la vapeur ?*

La cuisson à la vapeur pourrait bien ressembler au mode de cuisson idéal : rapide, pas ou peu d'odeurs, pas de sel, pas de matières grasses et un maximum de vitamines. Pourtant, elle est très peu usitée sans doute à cause de cette image de cuisine-régime tristounette qui lui colle à la peau.

C'est ignorer que beaucoup de plats gourmands peuvent être cuits à la vapeur sans y perdre en saveur, ni en texture. Quelle victoire pour moi quand mon papa, fervent amateur de bonne chère et de tradition, consentit à goûter mon magret de canard à la vapeur. D'un scepticisme affiché, il est passé à un étonnement gourmand et me gratifia de mémorables compliments.

Les Marocains, qui ne sont pas les plus ignorants en matière de gastronomie, savent depuis longtemps que le poulet ou l'épaule d'agneau est un pur délice lorsqu'elle est cuite à la vapeur. Enfin, il m'a fallu longtemps avant d'avoir l'idée (inspirée par la tradition anglaise) de faire cuire mes cakes et autres gâteaux à la vapeur. L'humidité permettant de réduire considérablement la matière grasse, mes « steam cakes » sont un régal de légèreté et de moelleux.

## *Le bon matériel*

Pour mener à bien votre cuisson vapeur, vérifiez d'abord que vous avez le bon matériel : un cuit vapeur ou encore une casserole avec couvercle dans laquelle vous déposerez des paniers en bambou. Si vous optez pour cette dernière solution, utilisez un couvercle très léger ou percé pour permettre à la vapeur de s'échapper et éviter l'effet Cocotte-Minute qui aurait pour conséquence de surcuire les aliments.

La cuisson vapeur a l'avantage d'être très rapide mais cela peut se transformer en inconvénient si vos légumes ne sont pas du même calibre : Je me souviens de ces pommes de terre aussi dissemblables que les Dalton que j'ai dû retirer une par une du panier et maintenir au chaud au fur et à mesure. Bonjour la sérénité de la ménagère ! Si vous souhaitez assaisonner vos aliments à l'avance et ne pas perdre leur jus pendant la cuisson, déposez-les dans un plat d'un diamètre inférieur à celui du panier, ou sur une feuille de chou.

Four ou vapeur, si vous êtes amateur de papillote, évitez absolument d'utiliser du papier d'alu. L'acidité de votre assaisonnement risque fort d'oxyder les aliments. Au lieu de cela, faites de jolies barquettes à l'aide de papier sulfurisé : déposez les aliments au centre d'une feuille, recouvrez-les d'une autre feuille de même dimension, pliez les bords sur eux-mêmes et agrafez-les pour fermer l'« enveloppe ». Une fois la cuisson achevée, vous n'aurez plus qu'à les déposer telles quelles dans les assiettes et entailler la papilotte sur le dessus pour laisser le fumet se répandre au moment du service (voire les rigatoni aux légumes, p. 115).

## *Le poisson : une leçon de modestie*

Comme je l'ai évoqué, le poisson est souvent délaissé par les cuisiniers amateurs. Je dresse le constat d'autant plus facilement que j'ai fait partie pendant longtemps des effarouchés de la mer. Chez moi, seule la viande et de préférence mijotée trouvait sa place à table – une bonne façon de ne pas risquer de perdre la face au moment du « coup de feu »...

Il a fallu que mon métier m'oblige à quelques essais pour réaliser que la simplicité restait incontestablement la meilleure alliée de la marée. J'ai retenu le credo de deux Charentais : Gérard Allemandou, chef du restaurant La Cagouille à Paris et mon papa, chef de sa propre cuisine à

Ars-en-Ré, où il bichonne trois marais dans lesquels il élève crevettes, anguilles et huîtres pour le bonheur de sa famille et de ses copains. Sans se connaître, tous deux s'accordent sur un point : la réussite d'un plat de poisson tient à deux facteurs : sa fraîcheur et sa cuisson. Le reste n'est que fioriture.

Pour la fraîcheur, j'ai déjà énuméré les signes qui ne trompent pas. La cuisson relève de quelques techniques de base plutôt que de recettes, le poisson n'étant jamais meilleur qu'enveloppé de simplicité. En bref, la poêle est recommandée pour les poissons plats car leur chair cuit très vite. L'idéal est de les faire cuire au beurre mais prenez soin de clarifier celui-ci pour qu'il ne brûle pas : faites-le fondre au préalable et filtrez-le à travers une passette pour retenir le petit-lait. Le feu est tout aussi recommandé pour les pavés de poisson, bien croustillants. L'idéal est de leur faire subir une double cuisson : la poêle pour faire croustiller leur surface, puis le four pour les cuire à cœur. Attention toutefois à ne pas trop cuire le poisson. Pour éviter les dérapages : piquez la chair avec le pointe d'un couteau et portez-la à votre lèvre, si celle-ci est tiède, le poisson est cuit.

Les grands poissons ou ceux qui sont plus dodus (bar, daurade, saumon...) gagnent à être cuits au four. Déposez-les sur un lit de légumes taillés finement, couvrez-les et farcissez-les d'herbes. N'oubliez pas le sel, le poivre, un trait d'huile d'olive ou deux noisettes de beurre, et basta ! Rien ne sert de les agresser avec de fortes chaleurs : la chair du poisson ne doit jamais dépasser 52 °C sous peine de se dessécher. Et 180 °C est un plafond qui permet de ne prendre aucun risque.

## Faites vos desserts vous-même

Si vous ne pouvez pas vous passer de goût sucré (ou que vous adorez préparer des desserts, comme moi), allégez-les en les débarrassant des calories dites « vides » chères aux industriels.

Quelques années de pratique m'ont prouvé que les quantités de sucre et de beurre figurant dans les recettes peuvent presque toujours être réduites sans que la réussite soit menacée. Pour remplacer le sucre, incorporez par exemple des carottes ou du potiron râpé à votre moelleux au chocolat (recette p. 233), de la compote de pommes à votre quatre-quarts, qui en sera humidifié. Parfois, le sucre naturel des fruits suffit à sucrer votre dessert, le meilleur exemple reste mon « frozen soja à la mangue » (recette p. 171) sans crème, ni œufs, ni sucre. Ou encore la charlotte de mon amoureux, qui ne comporte que deux ingrédients : des pommes et du pain (recette p. 211). Les soufflés légers aux fruits, un dessert magique, sont une autre démonstration. La méthode est élémentaire : mélangez 350 grammes de purée de fruits avec un peu de sucre, un trait de citron, 2 jaunes et 8 blancs d'œufs. Répartissez dans des moules individuels bien beurrés et sucrés et faites cuire 15 minutes à four chaud. Qui peut croire que vous faites de la cuisine minceur ? Si, toutefois, vous ne souhaitez pas utiliser de sucre blanc, remplacez-le par de l'édulcorant (ma préférence va au Splenda, édulcorant dérivé du sucre dont l'arrière-goût reste très discret) ou de la vergeoise brune, ce sucre non raffiné qui a gardé le maximum de nutriments et de minéraux. Quel que soit l'agent sucrant que vous utilisez, réduisez au minimum les quantités pour vous déshabituer du goût sucré. C'est, à mon avis, une démarche plus constructive pour votre santé que la simple diminution des calories.

## *Le beurre : un invité envahissant*

Faites l'essai de diminuer la quantité de beurre que vous avez l'habitude de mettre dans votre gâteau. Le résultat risque de vous surprendre ! Pour assurer un maximum de moelleux, placez un ramequin rempli d'eau dans un coin du four et rallongez le temps de cuisson tout en baissant la température. Une autre astuce consiste tout simplement à glisser un peu de liquide dans votre pâte : eau, thé ou jus de fruits. À moins que vous ne passiez carrément à la cuisson vapeur !

Pour peu que vous essayiez une seule fois ces recettes, d'ailleurs très simples, le résultat risque de remettre sérieusement en question vos habitudes pâtissières !

Pensez également à remplacer une partie de la farine raffinée (blanche) par de la farine complète ou des flocons d'avoine, pourvoyeurs de fibres. Le goût n'en sera pas transformé pour autant et vous risquez même d'y gagner en subtilité de parfum. Scones, cakes, crumbles, sablés, pâtes à tarte ou pancakes sont de parfaits exemples (recette p. 97).

*Un bon truc*

Utilisez le lait en poudre pour remplacer la crème fouettée ! 200 g de poudre avec 25 cl d'eau glacée et une cuillerée à soupe de jus de citron (pour stabiliser la mousse) donne une crème fouettée très légère.
Le lait en poudre peut être utilisé pour épaissir les flans, moelleux ou puddings à la place de la farine ou de la maïzena. Évitez toutefois de l'ajouter tel quel à des matières trop sèches car la préparation risquerait de devenir grumeleuse. Le lait en poudre est également idéal pour densifier, enrichir les glaces sans ajouter du liquide.

Enfin, pour renouveler vos desserts, il suffit parfois de retirer la pâte ! La pâte de la tarte tatin est-elle vraiment indispensable si l'on se voit servir de très bonnes pommes délicatement caramélisées? (voir recette p. 183).

## N'oubliez pas le petit déj' !

Si les habitudes françaises en matière d'alimentation sont plutôt exemplaires, le petit déjeuner de chez nous fait figure de canard boiteux. Trop riche en sucres rapides et en

## Moelleux vapeur très chocolat, sans sucre ni beurre

*J'ai découvert sur le tard qu'il suffisait de cuire à la vapeur certains gâteaux pour les alléger sans sacrifier leur moelleux. Tandis que le four dessèche, la vapeur fait pénétrer une humidité qui se substitue aisément à la matière grasse. Nouvelle preuve que faire la cuisine permet de garder la ligne !*

4 à 6 personnes

130 g de chocolat noir (idéalement 55 à 60 % de cacao)

3 grosses cuil. à soupe de farine

3 grosses cuil. à soupe de yaourt brassé

2 cuil. à soupe d'édulcorant Splenda (à doser selon le goût) ou de sucre

2 cuil. à soupe de jus de fruits de votre choix

4 œufs moyens (60 g)

1 cuil. à café de vanille liquide

sel

Préparez votre cuit vapeur. Sélectionnez un moule correspondant au diamètre du panier. (Personnellement, j'utilise un moule à charlotte anti-adhésif de 15 cm de diamètre.) Séparez les blancs et les jaunes d'œufs. Fouettez les jaunes avec le Splenda, ajoutez 100 grammes de chocolat fondu, le yaourt, le jus de fruits puis la farine. Remuez bien. Montez les blancs en neige pas trop ferme et incorporez-les à la préparation. Versez délicatement dans le moule beurré.

Cassez le chocolat restant en petits éclats (pas trop petits quand même) et plongez-les dans la préparation. Recouvrez de pâte délicatement sans enfoncer. Couvrez la surface du moule avec une feuille de papier sulfurisé, déposez-le dans le panier et laissez cuire 18 à 20 minutes, selon que vous l'aimez plus ou moins moelleux. Démoulez tiède. Accompagnez éventuellement de crème fouettée au Splenda et à la vanille.

Les éclats de chocolat vont se solidifier une fois le gâteau refroidi. Un classique !

graisses saturées – quand il n'est pas réduit à une simple tasse de café !

Le petit déjeuner à la française mériterait bien des réajustements. Pour une fois, il n'est pas inutile de prendre exemple sur les pays anglo-saxons, nordiques et asiatiques, où le petit déjeuner constitue un repas à part entière. Ne comptez pas sur moi pour vous indiquer des menus précis, où le beurre serait calculé au gramme près et la confiture jetée aux ordures. À ce moment de la journée, nos choix alimentaires doivent représenter un juste équilibre entre plaisir et intérêt nutritionnel. Si j'en juge par ma propre expérience, l'un rejoint très vite l'autre !

À ce sujet, j'ai constaté que les gens en bonne santé et en harmonie avec leur corps (je préfère ces critères à ceux de la minceur) sont ceux qui accordent de l'importance à leur petit déjeuner. Pour ma part, je considère qu'il tient son importance du fait qu'il représente le premier contact alimentaire de la journée. C'est un peu comme les premiers mots de l'être aimé au réveil ou encore le pain au restaurant : ça donne le *la* de tout ce qui va suivre !

## *Les pistes de l'équilibre*

Si je suis incapable de graver dans le marbre le menu d'un petit déjeuner idéal, je peux néanmoins vous aider à faire vos choix.

Votre petit déjeuner doit invariablement comporter une source de glucides lents et de fibres : deux ou trois tranches de pain, ou un petit bol de céréales nature. Choisissez celles-ci dans leur version complète, surtout si vous n'êtes pas amateur de fruits et de légumes car cela vous permettra de faire le plein de fibres. Ce n'est pas un hasard si les céréales sont la base de l'alimentation de la plupart des civilisations, depuis les temps les plus anciens et sur tous les continents. Malheureusement, dans beaucoup de pays industrialisés, elles sont réduites à des flocons de blé séchés et sucrés destinés à être trempés dans le lait. On peut regretter que nous ayons perdu le contact avec cette précieuse source de sucres lents autrement que par la panification et les corn flakes. Favorisez donc les pains à la farine pas ou peu raffinée, le muesli sans sucre ou les flocons d'avoine, les céréales complètes type All Bran. Méfiez-vous en revanche des céréales diététoc types presque aussi riches en sucres que les traditionnels corn flakes.

Prévoyez également un aliment protéiné (une part de fromage, une tranche de jambon, un ou deux œufs, un verre de lait de soja, un yaourt...). Mention spéciale pour les yaourts de soja, pourvoyeurs de protéines d'une excellente composition et désormais dénués de ce goût terreux qui les caractérisait autrefois.

### *Le meilleur moment pour une dose de beurre*

Gardez une part raisonnable de graisses : 10 à 15 grammes de beurre ou 20 grammes de fruits secs type noix ou noisettes. Pour que le petit déjeuner soit le starter idéal, n'oubliez pas d'associer céréales et protéines à des matières grasses. Les graisses sont traquées par les candidats à la minceur, mais il ne faut pas oublier qu'elles sont essentielles au bon fonctionnement de l'organisme. Si l'on peut vivre sans sucres rapides, on ne pourrait se passer de matières grasses. Le matin est le moment le plus approprié pour consommer des corps gras car l'activité à venir permet au corps de les éliminer très facilement.

L'idéal est de consommer en alternance acides gras insaturés (huiles végétales, type huile d'olive, colza, noix) et graisses saturées utiles comme le beurre. Bonne nouvelle : il ne représente aucun danger pour la santé tant qu'il est consommé cru et en quantités raisonnables. Le petit déjeuner est donc le moment le plus désigné pour prendre votre « dose » de beurre cru.

Attention toutefois à votre choix de protéines : les jours où il se porte sur des aliments très gras comme le fromage ou les œufs au bacon, faites l'impasse sur toute autre source de graisses. De temps en temps, variez vos petits déjeuners et remplacez le beurre par des graisses insaturées. Bien sûr, vous pouvez agrémenter vos toasts de pâte à tartiner végétales anticholestérol ou encore arroser vos tartines d'un filet d'huile d'olive. Si les Espagnols ont adopté cette pratique depuis bien longtemps, je doute que les Français parviennent à virer leur cuti de sitôt. Essayez plutôt de mélanger une petite poignée de fruits secs concassés très riches en acides gras essentiels (noix, amandes, noisettes, pignons...) à votre yaourt en y ajoutant quelques cuilleréess de compote ou quelques dés de fruits et quelque flocons de céréales complètes. Une fois cette potion magique avalée, vous tiendrez sans problème jusqu'au déjeuner, sans coup de pompe ni ballonnements. Enfin, ajoutez à ce repas de roi un fruit, cru ou cuit.

À vous de broder autour de ce canevas idéal et rien ne vous empêche de faire l'impasse sur une catégorie d'aliment de temps à autre.

### *Pour gens pressés*

Si vous lisez ce passage avec le détachement de ceux qui se réveillent dix minutes avant de partir travailler, laissez tomber les deux croissants achetés sur la route du bureau au profit d'un petit pain complet aux fruits secs ! Notre corps se déshydrate pendant la nuit, il est donc indispensable de le réhydrater dès le réveil avec une grande quantité de liquide (40 cl idéalement) : un verre d'eau au réveil, ou plusieurs tasses de thé. S'il n'est pas proscrit, le café ne peut évidemment pas être considéré comme un hydratant, à moins que vous ne le preniez très allongé. Quant aux jus de fruits, leur teneur naturelle en sucre leur confère une valeur énergétique non négligeable (90 cal pour un verre de 20 cl de jus d'orange). N'en buvez donc pas pour remplacer l'eau ou le thé mais plutôt le fruit du matin. Néanmoins, si c'est le seul liquide que vous (ou vos enfants) appréciiez à cette heure-là, coupez-le à l'eau en mélangeant dans votre verre moitié jus de fruits, moitié eau. Cela vous permettra de remplir les deux fonctions : apport des fruits et hydratation. Quel que soit votre choix, je le répète : évitez de boire du jus de fruits à jeun, pour ne pas agresser votre estomac. Si celui-ci est un peu paresseux ou fragilisé, que vous ayez des problèmes de digestion et de ballonnements, mieux vaut remplacer le fruit cru par un fruit cuit (ou compote) et éviter d'associer céréales complètes et protéines au cours d'un même repas (exemple : pain et yaourt ou céréales et lait). Enfin, ce serait mentir que de dire que les sucres rapides de la confiture ou du miel sont réellement utiles à l'organisme à ce moment de la journée mais ne vous privez pas du plaisir d'en mettre une cuillerée sur votre tartine. Une fois de plus la frustration est bien plus dangereuse que le plus irraisonné des excès !

## Savoir manger seul

Rares sont ceux qui aiment manger seuls. Pourtant, célibataire ou non, nous nous retrouvons tous régulièrement dans cette situation. Si les accros au régime se réjouissent de cette plage de liberté pour manger léger, les autres (les mêmes ?) peuvent craindre de ne pas parvenir à contrôler leur consommation de nourriture.

### *Sur un plateau*

Pour éviter les repas de rongeurs qui nous font faire des va-et-vient toute la soirée dans la cuisine, obligez-vous à vous préparer un plateau. Ainsi, vous y mettrez la quantité d'aliments qu'il vous paraît raisonnable de manger, ni plus ni moins... Précaution utile : emballez tout de suite la nourriture restante pour être sûr de ne pas y revenir. Combien de fois n'ai-je pas mangé au-delà de ma faim juste parce qu'il ne restait plus qu'« un peu de gratin » ou « une petite tranche de saumon fumé » ! Mangez seul vous libère de beaucoup de contraintes sociales : profitez de l'occasion que vous avez de contrôler intégralement la composition de votre repas et essayez de le rapprocher au plus près de la composition nutritionnelle idéale : 50 à 55 % de glucides (sucres : féculents, fruits, légumes et éventuellement produits sucrés), 30 à 35 % de protéines (viandes, poissons, œufs, fromages, légumes secs, céréales...) et 10 à 15 % de lipides (matières grasses ajoutées ou intégrées aux aliments). Inutile de suivre ces chiffres à la lettre en comparant le poids de vos aliments avant de les mettre dans votre assiette : ils comportent chacun un peu de tous les nutriments en quantités variables. Je me contente de les présenter par leurs dominants.

Enfin, une fois la faim apaisée, rapportez votre plateau à la cuisine et débarrassez-le rapidement pour ne pas être tenté de terminer ce dont vous n'aviez plus envie ou de vous resservir. Si vous êtes accro au sucre, accordez-vous un dessert proportionnel à vos ambitions (maigrir, garder la ligne, être en bonne santé...) et buvez une tisane ou lavez-vous les dents juste après pour bien marquer la fin du repas.

Et si la gourmandise vous taraude, endormez-vous en rêvant aux douceurs qui vous attendent au petit déjeuner et dont vous pourrez profiter en toute légitimité.

# Conclusion

## Mes treize commandements pour rester mince sans régime

*Règle n° 1 : ne mangez que lorsque vous avez faim.*

Cela paraît évident mais, en pratique, nous nous apercevons que nous nous nourrissons davantage en fonction de nos obligations sociales et de nos habitudes que de notre appétit. Si vous n'avez pas faim lors de votre pause-déjeuner, c'est que vous avez probablement trop mangé la veille au soir et que votre estomac est toujours en phase de digestion. Dans ce cas, optez pour un déjeuner léger en graisses et en sucres mais aussi en quantité. En effet, dans la prise de poids, la quantité compte presque autant que la qualité de ce que vous mangez.

Avaler 600 grammes de fruits ou cinq assiettes de soupe aux légumes en guise de repas n'est en aucun cas une bonne habitude. Si vous n'avez pas réellement faim mais juste envie de manger et de ressentir la sensation de « remplissage » sans les calories, le volume que vous imposerez à votre estomac va accentuer le dérèglement de votre instinct de satiété. Au contraire, si vous mangez cela pour combler un réel appétit, votre avez de grandes chances de « rester sur votre faim », la satiété procurée par les fruits et légumes n'étant que très passagère, sans compter le déséquilibre nutritionnel entraîné par ce type de repas. Souvenez-vous de ce principe curieux et pourtant si simple : quels que soient les aliments que vous mangez, y compris les plus « maigres », ils vous feront grossir si vous ne les mangez pas avec appétit. À l'inverse, tout ce que vous mangerez – dans des quantités raisonnables – par faim ne sera pas stocké, y compris un hamburger. C'est pourquoi vous ne devez pas craindre de faire un repas déséquilibré ou trop gras de temps en temps. Votre corps saura réagir pour vous entraîner vers une « remise à niveau » en douceur... Écoutez votre corps et surtout votre estomac : il est le meilleur nutritionniste que vous pouvez consulter. Il est disponible vingt-quatre heures sur vingt-quatre, gratuit, et vous propose le programme le plus personnalisé qui soit.

*Règle n° 2 : ne mangez pas distraitement.*

La conscience de ce que vous mangez est essentielle au bien-être.

Plus vous mangerez lentement, plus vous digérerez facilement et plus vous gagnerez en énergie et en satiété. Pour cela il est essentiel de porter de l'attention à ce que vous mangez. N'oubliez pas qu'il est aussi important de nourrir le cerveau que l'estomac. Le moment du repas doit être associé à un moment de plaisir, de détente, de satisfaction.

Si vous êtes un incurable aspirateur, apprenez à manger avec des baguettes : elles obligent ceux qui n'ont pas l'habitude de mâcher à picorer de petits morceaux, et évitent à ceux qui mangent trop et trop vite de se goinfrer. Achetez-vous une jolie paire de baguettes en bois laqué et ayez-les toujours sur vous ; c'est amusant, original et raffiné. Mais n'en faites pas trop non plus : évitez de les sortir au Relais du Sud-Ouest !

*Règle n° 3 : apprenez à distinguer les sucres pour manger utile.*

Limitez au minimum les sucres rapides de votre alimentation. Ne vous fiez pas seulement aux accroches marketing et apprenez à décrypter les étiquettes. Comparez la teneur en sucres (voir « glucides, dont sucres : x % ») des biscuits,

## Squash-sandwich

*Squash veut dire courge en anglais. Ici elle est associée au fromage bleu et à la roquette : la preuve que le sandwich peut être une panacée nutritionnelle. Seule contrainte : il doit être avalé juste après sa préparation. À réserver aux grignotages sur le pouce à la maison.*

Pour 2 personnes

- 1 petite baguette aux céréales (250 g environ)
- 1 tranche de courge ou de potiron (250 g environ)
- 2 belles tranches de fromage bleu (type fourme d'Ambert)
- 2 poignées de roquette
- 1 cuil. à soupe d'huile d'olive
- 2 cuil. à café de vinaigre balsamique
- 1 cuil. à café de moutarde en grains

Entourez la tranche de courge de film alimentaire, percez le film de quelques coups de couteau et faites cuire 5 minutes au micro-ondes. Déballez et laissez tiédir.

Pendant ce temps, coupez la baguette en deux, puis ouvrez chaque morceau en deux. Retirez un peu de mie. Mélangez l'huile, le vinaigre et la moutarde, et badigeonnez les quatre faces. Déposez un peu de roquette sur deux faces et répartissez le bleu sur les autres. Déposez des lamelles de courge sur le bleu, poivrez et refermez les sandwichs. Croquez rapidement tant que la courge est tiède et le fromage légèrement fondu !

biscottes, plats cuisinés et autres pièges à sucres. Certains fast-foods tiennent désormais à la disposition du public des tableaux nutritionnels analysant la composition de leurs produits. Cela peut vous aider à faire votre choix entre le Big Mac et les nuggets.

*Règle n° 4 : pour rester mince, faites la cuisine.*

Cuisiner permet bien sûr de contrôler les quantités de matières grasses et de sucres que comporte votre alimentation (et celle de vos proches), mais c'est aussi un habile moyen de manger par procuration ! Compensez l'évolution de votre alimentation et une éventuelle diminution des quantités en cuisinant : penser, choisir, cuisiner, goûter, servir la nourriture pour soi et pour les autres reste le meilleur moyen d'entretenir un rapport serein et décontracté avec son alimentation. J'ai en mémoire cette phrase qu'Appolonia Poilâne me confia lors d'un entretien radiophonique : « Le pain est une nourriture intellectuelle, voire spirituelle. Je prenais un tel plaisir à faire du pain que j'ai réalisé que ces gestes me rassasiaient. » C'est cela : cuisiner rassasie l'esprit, le corps, le cœur et les sens. Ne vous privez pas !

*Règle n° 5 : pour éviter de manger trop, mangez chaud !*

Les nourritures froides donnent une impression de légèreté due au fait que les graisses sont figées tandis que la chaleur les fait exsuder. Une étude a d'ailleurs démontré que la température d'un plat (comme celle de la soupe, par exemple) influençait notre appétit. Ainsi, la chaleur freine le grignotage, empêche de manger trop vite et apporte une impression de satiété. Yalda, une jeune réfugiée afghane dont le témoignage a été recueilli par la journaliste Marion Ruggieri[1], me faisait remarquer que, au contraire de son peuple, nous avions la chance de pouvoir manger chaud et boire froid. Pour elle, cela constituait un luxe absolu. Ne boudons pas nos privilèges.

1. Marion Ruggieri, *Le Journal de Yalda*, Grasset, Paris, 2005.

*Règle n^o^ 6 : arrêtez de manger juste avant d'être repu.*

La satiété se manifeste plusieurs minutes après l'absorption des aliments. Ayez donc la sagesse d'anticiper ce décalage pour éviter les sensations de lourdeur après le repas. Pour s'en convaincre, rien ne vaut l'expérience personnelle : terminez votre repas en ayant encore un peu faim (je sais, c'est très désagréable, mais dites-vous que vous prêtez votre corps à la science). Vingt minutes plus tard, il y a fort à parier que vous ne ressentirez pas la moindre sensation de faim. En quelque sorte, la nourriture se sera épanouie dans votre estomac et elle aura transmis l'information à votre cerveau. Décidément la patience est la mère de toutes les vertus !

*Règle n^o^ 7 : cessez de focaliser sur les calories.*

Les calories sont un indice qui permet de mesurer la ration énergétique globale d'une journée mais en aucun cas une référence universelle à appliquer à chaque bouchée. À calories égales, les qualités des aliments peuvent varier considérablement. L'obsession des calories est la première marche vers les troubles du comportement alimentaire. L'essentiel, pour être bien dans son corps, reste le rapport psychologique que vous entretenez avec la nourriture, pas votre capacité à ne pas dépasser le seuil fatidique des 2 000 calories.

*Règle n^o^ 8 : respectez la règle des associations alimentaires.*

Pour tirer le maximum de bénéfices de votre nourriture, apprenez à associer vos aliments pour limiter les mélanges dissonants : évitez de consommer au cours d'un même repas céréales cuisinées (pâtes, riz...) et protéines animales (surtout les viandes et les poissons gras). Associez toujours les sucres rapides (chocolats et sucreries, confitures, fruits sauf les moins sucrés, carottes) à des fibres (céréales, fruits secs, amandes, noix) pour en retarder l'assimilation et les féculents à des légumes. Évitez les fruits en fin de repas si vous avez une digestion difficile (hormis la pomme et l'ananas). Faites des dîners légers (idéalement poisson ou viande maigre et légumes) et évitez les sucres – rapides ou lents – car ces « carburants » seront stockés faute d'être dépensés.

*Règle n° 9 : faites confiance à votre instinct.*

Des chercheurs américains de l'Ohio ont mené une étude qui tend à prouver que nous gagnons à pratiquer ce qu'ils appellent l'« alimentation intuitive ». En d'autres termes, nous ne devons pas chercher à appliquer des principes et à manger d'une façon trop normative mais à privilégier les messages que nous envoie notre corps car il est le meilleur baromètre de nos besoins alimentaires. Pour preuve, le besoin qu'éprouvent souvent les femmes enceintes de manger de la viande rouge pour bénéficier de ses nutriments bâtisseurs ou du fromage pour calcifier les os de leur bébé. À nous de renouer avec cet instinct alimentaire.

*Règle n° 10 : évitez de culpabiliser les enfants sur leur poids.*

La plupart des cas de boulimie ou d'anorexie mentale sont déclenchés par les régimes effectués à l'adolescence. N'amorcez pas la dérive. Au contraire, apprenez à vos enfants à se nourrir sainement dès la petite enfance et relativisez les excès de poids propres à cette tranche d'âge. Mieux vaut trois ans de petits complexes que dix ans de troubles alimentaires.

*Règle n° 11 : occupez-vous l'esprit.*

Le plus souvent, c'est pour tuer le temps ou calmer l'anxiété que nous mangeons trop. Le meilleur remède au surpoids reste encore d'être passionné, par une personne, un sport, un art, une collection, un pays. Le choix ne manque pas.

*Règle n° 12 : ne culpabilisez pas.*

Si vous n'avez pas réussi à faire un repas équilibré, vous compenserez avec les suivants. Le plus important reste l'équilibre alimentaire que vous saurez respecter à l'échelle d'une journée complète, voire d'une semaine.

## Purée de pommes de terre aux herbes et au citron (sans casserole !)

*Une purée bien éloignée de la tradition, qui impose souvent une quantité égale de pommes de terre et de beurre. La cuisson des pommes de terre dans leur peau à la vapeur leur évite de se gorger d'eau pendant la cuisson et assure une purée bien plus onctueuse. On dit souvent que la purée ne supporte pas d'être réchauffée. Cette recette permet de cuire les pommes de terre à l'avance puis de chauffer la purée au dernier moment grâce à l'ajout du bouillon brûlant.*

Pour 4 à 6personnes

600 g de pommes de terre farineuse (bintje)

30 cl d'eau ou de bouillon maison

1/2 cube de bouillon de poule

10 cl de lait demi-écrémé

40 g de beurre

2 brins de thym

3 feuilles d'estragon

3 brins de ciboulette

1/2 citron non traité

poivre

Lavez les pommes de terre et faites-les cuire dans leur peau à la vapeur (selon la taille comptez de 30 à 45 min.). Retirez-les et pelez-les encore chaudes. Écrasez-les à l'aide d'un presse-purée ou à la fourchette. Ajoutez le lait froid en remuant. Écrasez et saupoudrez le cube de bouillon sur la purée (à ne pas faire si vous utilisez du bouillon maison). Lavez et séchez les herbes.
Faites chauffer l'eau dans votre bouilloire et versez-la progressivement sur la purée. Arrêtez quand la consistance est souple mais pas liquide. Pelez le zeste du citron et hachez-le. Incorporez-le ainsi que 2 cuillerées à soupe de jus. Incorporez les herbes hachées et le beurre bien froid. Mélangez et rectifiez l'assaisonnement.

*Conseil* : vous pouvez n'utiliser qu'un seul type d'herbes ou les remplacer par de l'aneth si vous servez cette purée avec un poisson.

*Règle n° 13 : abordez la diététique avec philosophie.*

Tous les principes un jour érigés en vérités absolues sont tôt ou tard remis en question. Ce qui est bon pour vous ne l'est pas forcément pour votre voisin. Les recommandations peuvent être complètement contraires selon votre activité, votre morphologie, votre psychologie, votre capacité à bien digérer, etc. Certains disent même que le groupe sanguin prédispose à certaines nourritures ! Seules recommandations : apprenez à reconnaître les aliments qui vous procurent plaisir et bien-être, ciblez vos priorités et variez votre alimentation autant que possible. Le régime (au sens mode d'alimentation) universel n'existe heureusement pas.

## Un miracle quotidien

Jamais trop mince un jour, mangeuse sans complexe quelques années plus tard, ces expériences successives m'ont permis d'appréhender la relativité du corps. Faut-il être mince pour être bien ou être bien pour rester mince ? La perception de notre silhouette n'est-elle pas exclusivement le fait de notre capacité à accepter ce que nous sommes ? Si je n'avais pas cristallisé mon mal-être sur mes kilos, j'aurais assurément trouvé d'autres reproches à faire à mon corps. L'indulgence n'est pas l'apanage de la jeunesse, le bien-être non plus. Chercher la petite lumière qui éclaire notre personnalité, mettre en avant sa singularité, renoncer à la perfection mais pas à l'exigence. Voilà sans doute le plus sûr des « régimes. » Psychologiques ou physiques, la plupart de nos traits peuvent tout au plus évoluer au fil des années. Oublions nos rêves de changement, concentrons-nous sur ce que nos différences peuvent apporter aux autres et nous permettre de recevoir d'eux. Évitons les pièges d'une société qui valorise l'ego et réprouve l'originalité. Les diktats contradictoires qui ont régi la diététique pendant quelques décennies auront au moins servi à prouver qu'il n'existe pas de vérité absolue en la matière. Les ravages des méthodes fondées sur la restriction et l'échec de la dictature calorique nous permettent d'affirmer que diététique et plaisir ne doivent pas être dissociés. L'alimentation était autrefois dictée par la constitution de chacun : Hippocrate, le plus éminent médecin de l'Antiquité, affirmait déjà « Que ton aliment soit ta première médecine », sans que cela suppose des concessions à la gastronomie.

La rupture de la transmission culinaire et l'invasion des nourritures industrielles ont incontestablement brouillé les cartes de notre alimentation. En quelques années, les valeurs millénaires qui fondaient notre rapport à l'alimentation ont été ébranlées, nous obligeant à rebâtir ce lien essentiel. Une mère qui ne cuisine pas n'est en aucun cas une mauvaise mère. Ne pas transmettre un savoir-cuisiner n'est pas condamnable mais l'on ne peut oublier que la cuisine fonde le savoir manger, prémisses de la relation au corps et à la société. Doit-on alors confier à l'école la tâche d'enseigner à nos enfants le bien manger, la gestion de leur corps ou « bionomie » comme la qualifie Joël de Rosnay ? L'école tiendra-t-elle ce rôle-là pour inverser le sens de l'inquiétante courbe de l'obésité ? À moins que l'on ne redécouvre simplement ce miracle quotidien qu'est la cuisine...

Remerciements*

Je tiens à remercier, pour leur soutien ou leur généreuse contribution à la rédaction de ce livre :

le Dr Caroline Le Marchand-Duros, médecin nutritionniste, attachée à l'hôpital Ambroise-Paré de Boulogne, Marion Ruggieri, Nicolas Rachline, Étienne Kempf, Bob Elia, Tristan Lecomte, Marc Levy, Julien Hussenot, Mathilde et Sylvaine, Sylvie Delassus et Christel Mouchard.

Et aussi pour m'être inspirée de leurs bons conseils ou de leur littérature :

Michel Guérard et Stephane Mack, le professeur David Khayat, Joël de Rosnay.

Et enfin, et surtout, mon amoureux, qui est mon équilibre.

# *Références bibliographiques*

*Dictionnaire de diététique et de nutrition*, Pierre Dukan, Le Cherche Midi, Paris, 2002.

*Les Vertus des aliments*, Paule Neyrat, Solar, Paris, 2000.

*« Une vie en plus ». La longévité, pour quoi faire ?*, Joël de Rosnay, Jean-Louis Servan-Schreiber, François de Closets, Dominique Simmonet, Le Seuil, Paris, 2005.

*Mincir sur mesure grâce à la chrononutrition*, Dr Alain Delabis, Albin Michel, Paris, 2005.

Greenpeace :
http://info.greenpeace.ch/fr/diversite/documents/200506

www.julieandrieu.com

# Table

BIEN MANGER CHEZ SOI

CONCLUSION



LES RECETTES

*Cet ouvrage a été imprimé par*

FIRMIN DIDOT
GROUPE CPI
*Mesnil-sur-l'Estrée*

*pour le compte des Éditions Robert Laffont*
*24, avenue Marceau, 75008 Paris*
*en février 2007*

*Cet ouvrage a été composé et mis en pages*
*par* ÉTIANNE COMPOSITION
*à Montrouge.*

Dépôt légal : mars 2007
N° d'édition : 47692/01 – N° d'impression : 83872

*Imprimé en France*